AF328285

MANUEL

DU

POITRINAIRE,

OU MOYENS DE GUÉRIR

Les maladies de poitrine,

CONTENANT UNE CLASSIFICATION
SIMPLE ET NATURELLE DES MALADIES DE L'APPAREIL PULMONAIRE,

AVEC LEUR TRAITEMENT,

PAR VIALLA (LOUIS-ÉDOUARD),

DOCTEUR-MÉDECIN, DE LA FACULTÉ DE MONTPELLIER,
EX-MÉDECIN DE L'HOSPICE DE CONDRIEU,
MEMBRE CORRESPONDANT DE L'ATHÉNÉE DE MÉDECINE DE PARIS, etc. etc.

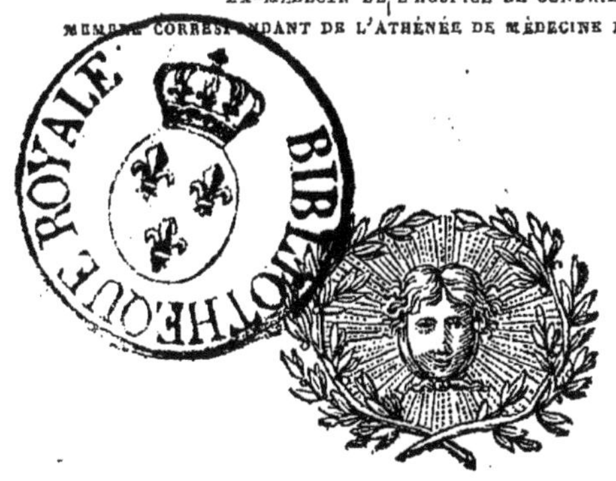

LYON,

IMPRIMERIE DE J. M. BARRET, PLACE DES TERREAUX.

1831.

PRÉFACE.

Consulté tous les jours pour une infinité de maladies de poitrine, j'ai dû m'occuper sérieusement de leur classification, dans l'ordre que j'ai cru le plus propre à les enchaîner d'une manière méthodique.

Tous les gens instruits ont suffisamment remarqué les avantages nombreux que les classifications portent dans l'étude des sciences. Classer, c'est comparer ; les objets qui se présentent en foule à notre examen pourraient-ils jamais se retracer clairement, si, après de sages analogies, on ne parvenait, ou à les rassembler, ou à les placer par séries, de manière que les connaissances plus parfaites à acquérir sur chacun d'eux, fussent en quelque sorte successives ? c'est-à-dire que les lumières acquises sur les premiers objets fussent les conditions qui nous facilitent la connaissance des seconds.

Toutes les fonctions s'enchaînent et sont dans une mutuelle dépendance. La digestion fournit des instrumens de réparation ; la circulation les assimile ; mais rien ne s'opérerait sans le secours de cette autre fonction, mise, avec raison au nombre des fonctions vitales, et dont l'objet est de mettre l'animal en rapport avec l'air atmosphérique, qui lui fournit ce que les anciens appelaient l'aliment de la vie ; idée véritablement fondée sur l'observation, et qu'est venue irrévocablement confirmer la chimie moderne.

Les poumons reçoivent pendant l'aspiration l'air atmosphérique encore regardé naguère comme un élément, le digèrent et rejettent le résidu par l'expiration ;

la vie dépend de la continuité de cette double opération, la mort surviendrait și elle était suspendue pendant un temps trop long.

Sujets à un mouvement perpétuel, continuellement en rapport avec des agens extérieurs, les poumons peuvent être affectés d'une multitude de maladies que j'ai rangée dans sept classes générales.

J'ai pris pour base de ma classification les tissus muqueux, séreux, et le parenchyme pulmonaire, comme composant presque exclusivement les poumons, faisant abstraction des tissus, dits *généraux*, tels que le cellulaire, le veineux, l'artériel, le nerveux, etc., qui concourent à l'organisation générale de toutes nos parties.

Procédant du simple au composé, je traite d'abord de l'inflammation de chaque tissu simple en particulier, ce qui constitue trois classes ; ensuite de l'inflammation affectant simultanément deux tissus simples, ce qui constitue encore trois classes ; je termine par l'inflammation envahissant à la fois les trois tissus simples pulmonaires, c'est la 7.me classe.

Pressé par le temps et par la nature même de mon travail, je n'ai offert que des généralités ; elles suffiront, je l'espère, pour jeter quelques jours sur les maladies qui nous ocoupent ; je n'ai écrit que pour le seul désir d'être utile : puisse mon but être atteint.

Quelques exemples et un petit traité de pharmacologie, spécialement appliqué à l'appareil pulmonaire, terminent mon travail.

MANUEL

DU POITRINAIRE,

OU MOYENS

De guérir les maladies de poitrine.

———❦———

POITRINE.

La poitrine, ou le thorax, est une grande cavité conoïde, légèrement applatie en avant, qui occupe le milieu du tronc : elle est formée en avant par le sternum, sur les côtés par les côtes, en arrière par la région dorsale de la colonne vertébrale. Elle renferme les organes principaux de la respiration et de la circulation.

POUMONS.

Les poumons, renfermés dans la cavité du thorax, sont deux organes spongieux, cellulaires, expansibles, séparés l'un de l'autre par le médiastin et par le cœur, et destinés à faire subir à l'air et au sang qui les pénètrent, des changemens fort remarquables.

Le volume des poumons est exactement en

rapport avec la capacité de la poitrine, dont ils suivent exactement les mouvemens de dilatation et de resserrement.

Les poumons ont la forme d'un conoïde irrégulier, dont la base est tournée en bas et le sommet en haut; le droit est plus court, mais plus large que le gauche. Il est divisé en trois lobes inégaux par des scissures obliques. Le poumon gauche n'offre que deux lobes séparés par une seule scissure.

La face externe des poumons, convexe dans toute son étendue, est libre et en rapport avec les parois de la poitrine, dont elle est séparée par le feuillet costal des plèvres. Leur face interne est légèrement concave pour s'accommoder à la forme du cœur; vers le milieu de sa hauteur, on voit un pédicule, nommé par quelques anatomistes la racine des poumons, et qui est formé par les branches et les vaisseaux pulmonaires. Leur bord antérieur est mince, tranchant, oblique, sinueux, plus ou moins inégal; leur bord postérieur est épais, arrondi, vertical, et logé dans une gouttière que forment les côtes sur les côtés de la colonne vertébrale; leur base, légèrement concave, repose sur le diaphragme; le sommet étroit, obtus, un peu bosselé, est logé dans le cul-de-sac supérieur des plèvres, au niveau de la première côte.

Les poumons ont une pesanteur spécifique beaucoup moindre que celles des autres organes. Ils surnagent quand on les met dans l'eau, tant qu'ils sont dans leur état naturel. Cette légèreté provient de l'air qui les pénètre. Chez les enfans qui n'ont point respiré , les poumons ne surnagent pas au fluide dans lequel on les plonge. La couleur des poumons dans l'état sain et chez l'adulte , est d'un fauve pâle , grisâtre ; d'autres fois ils sont plus ou moins rouges ou violacés, parsemés de taches irrégulières de grandeur variable , noirâtres et qui leur donnent un aspect marbré : ces taches sont , les unes superficielles , les autres profondes.

Les poumons n'ont que fort peu de densité. Ils sont mous, flexibles, compressibles, et font entendre , quand on les presse fortement, une crépitation manifeste. Ils ont une organisation très-complexe. Ils semblent essentiellement composés des prolongemens et des ramifications successives, des bronches , des artères et des veines pulmonaires qui s'accolent dans toutes leurs divisions , et sont soutenus dans leur assemblage par un tissu cellulaire très-fin, de manière à constituer une suite de lobules, lesquels sont recouverts et réunis par les plèvres et parsemés de nerfs , de vaisseaux et de ganglions lymphatiques : ces lobules ont une forme et un volume très-variables. Chacun de ces lobules se partage en d'autres plus petits sans qu'on puisse connaître le terme exact de cette division. Il est probable qu'ils sont formés par la réunion des dernières extrémités des bronches, des vaisseaux et des nerfs qui se répandent dans les poumons.

L'air est porté dans les poumons au moyen de conduits particuliers qu'on appelle la trachée artère et les bronches. Le sang noir, veineux, qui doit subir l'influence de l'air dans cet organe, y est apporté du cœur par l'artère pulmonaire, et quand il a été modifié, qu'il est devenu rutilant, oxigéné, il sort du poumon et retourne au cœur au moyen de quatre veines qu'on nomme les veines pulmonaires.

Les poumons sont recouverts dans leur surface externe ou convexe par une membrane séreuse qu'on nomme la plèvre, et dans leur surface interne, concave ou bronchique, par une membrane différente de la séreuse, qu'on nomme muqueuse.

PLÈVRE.

On donne ce nom à deux membranes séreuses qui revêtent intérieurement chacun des côtés de la poitrine, et qui se réfléchissent de là sur le poumon correspondant.

Comme toutes les membranes séreuses, à l'ordre desquelles elles appartiennent, elles représentent chacune un sac sans ouverture; dont la surface interne se correspond partout à elle-même : par leur adossement, elles forment les médiastins et leur trajet est presque le même à droite et à gauche. On a donné le nom de plèvre costale à la portion de la plèvre qui revêt les parois de la poitrine, et celui de plèvre pulmonaire à la portion qui recouvre et enveloppe le poumon.

Si on les considère à partir des côtés du sternum, on voit qu'elles se portent de là en dehors, tapissent la face interne des côtes, de leurs cartilages et des muscles intercostaux ; s'avancent jusqu'à la colonne vertébrale, et se réfléchissent, tant inférieurement sur le diaphragme, dont elles recouvrent la face pectorale, que supérieurement sur les premières côtes, derrière lesquelles elles forment une sorte de cul-de-sac, destiné à loger le sommet du poumon. Arrivées sur les parties latérales du corps des vertèbres, elles se rapprochent, laissant entr'elles un espace étroit, irrégulier, parallèle au rachis : c'est le médiastin postérieur. Au-devant de cet espace, elles se réfléchissent sur toute la convexité des poumons, s'enfoncent dans les scissures inter-lobulaires, gagnent la face postérieure et les parties latérales du sternum, laissent entr'elles un espace oblique du haut en bas et de droite à gauche ; c'est le médiastin antérieur.

Ces membranes sont minces, diaphanes, transparentes. Elles ont une épaisseur un peu plus marquée à la face postérieure de la poitrine qu'à l'antérieure. Dans l'état normal, leur surface est lisse, polie, continuellement humectée, et libre de toute adhérence.

MEMBRANE MUQUEUSE.

Cette membrane est appelée muqueuse du nom du fluide qui en humecte habituellement la surface libre , et que fournissent de petites glandes inhérentes à leur structure. Cette membrane revêt l'intérieur de tous les organes creux qui communiquent à l'extérieur par les diverses ouvertures dont la peau est percée : la membrane muqueuse qu'on trouve dans la poitrine, inhérente pour ainsi dire au poumon , naît à l'orifice de la bouche , tapisse cette cavité , le pharynx , les voies aériennes , jusques dans ses plus petites divisions ; ainsi, en décrivant les bronches , nous connaîtrons la marche et l'étendue de la membrane muqueuse.

On appelle bronches , les deux conduits qui naissent de la bifurcation de la trachée artère , et s'introduisent dans les poumons pour y porter l'air nécessaire à l'acte de la respiration. Aussitôt après leur naissance , les bronches s'écartent l'une de l'autre en formant un angle presque droit. La bronche droite est plus large , plus courte , plus horizontale que la gauche. Parvenus dans les poumons , les bronches se divisent en deux ou trois branches qui, après un très-court trajet, se bifurquent elles-mêmes , et fournissent des rameaux de moins en moins volumineux qui se portent dans toute sorte de directions et se comportent à la manière des artères. Ramifiées à l'infini , les bronches se terminent par un petit cul-de-sac. Plusieurs de ces petits ramuscules réunis et joints par du tissu cellulaire , constituent ce qu'on appelle un lobule pulmonaire.

Les bronches sont composées de canaux fibrocartilagineux, tapissés dans toute leur surface par la membrane muqueuse qui vient de nous occuper.

Ainsi, d'après ce que nous venons de voir, le tissu propre du poumon se trouve placé entre deux membranes, l'une extérieure séreuse, l'autre interne muqueuse. Quelques auteurs appellent surface externe, la membrane muqueuse, et surface interne, la membrane séreuse : la première, parce qu'elle est continuellement en rapport avec un agent extérieur, l'air athmosphérique ; et la seconde, parce qu'elle n'est jamais en rapport qu'avec des parties ou des organes internes. L'essentiel est de s'entendre : je préviens que j'appelle interne la membrane qui tapisse toutes les ramifications bronchiques, et externe, la membrane qui recouvre, qui enveloppe les organes pulmonaires.

APERÇU GÉNÉRAL SUR LES MALADIES.

Tous les animaux sont un assemblage de divers organes qui, exécutant chacun une fonction, concourent, chacun à sa manière, à la conservation du tout. Ce sont autant de machines particulières dans la machine générale qui constitue l'individu. Or, ces machines particulières sont elles-mêmes formées par plusieurs tissus simples de nature très-différente, et qui forment véritablement les élémens de ces organes. La chimie a ses corps simples, de même l'anatomie a ses tissus simples. Voyez Anatomie.

L'idée de considérer ainsi abstractivement les différens tissus simples de nos parties, n'est point une conception imaginaire : elle repose sur les fondemens les plus réels ; et je crois qu'elle aura sur la physiologie, comme sur la pratique médicale, une grande influence. En effet, quel que soit le point de vue sous lequel on considère ces tissus, ils ne se ressemblent nullement. C'est la nature, et non la science, qui a tiré une ligne de démarcation entr'eux.

En donnant à chaque tissu un arrangement organique différent, la nature le doua de propriétés différentes ; aussi il jouit d'une organisation particulière, comme d'une vie qui lui est propre.

Tout phénomène pathologique dérive de l'augmentation, de la diminution ou de l'altération des propriétés vitales inhérentes à chaque tissu.

Puisque les maladies ne sont que des altérations des propriété vitales, et que chaque tissu est différent des autres sous le rapport de ses propriétés, il est évident qu'il doit en différer aussi par ses maladies. Donc, dans tout organe composé de différens tissus, l'un peut être malade, les autres restant intacts ; or, c'est ce qui arrive dans le plus grand nombre de cas : prenons pour exemple les organes principaux, les poumons.

Il est essentiel d'observer que nous considérons abstractivement les organes pulmonaires, comme composés de trois tissus simples : le muqueux en dedans, le séreux en dehors, et le parenchyme intermédiaire, négligeant les tissus cellulaires, artériel, veineux, etc., qui entrent dans leur composition.

Quand la membrane des bronches est le siége d'un catarrhe, la plèvre ne s'en ressent que peu ou point du tout, et réciproquement dans la pleurésie, la première ne s'affecte presque pas.

Dans la pneumonie, lorsqu'une énorme infiltration annonce sur le cadavre l'excès d'inflammation qui a eu lieu pendant la vie dans le tissu pulmonaire, ses deux surfaces séreuse et muqueuse ne paraissent souvent pas avoir été affectées. Ceux qui ouvrent des cadavres savent que très-souvent elles sont intactes dans la phthisie commençante.

Chaque tissu a un mode particulier d'inflammation ; nous verrons le système muqueux, le parenchyme pulmonaire, le système séreux, enflammés, nous offrir des symptômes variés et différens selon qu'ils se trouvent affectés, soit séparément, soit conjointement : les sensations internes, ou le genre de douleur, diffèrent selon le siége de la maladie.

Le tissu muqueux enflammé ne nous offrira jamais les mêmes symptômes que la membrane séreuse. Les symptômes de l'inflammation du parenchyme pulmonaire seront toujours différens de ceux apportés par une inflammation développée sur l'une ou sur l'autre membrane, et *vice versâ*.

Le symptôme suit la maladie comme l'ombre suit le corps, a dit Gallien. C'est qu'il était convaincu que chaque organe lésé présentait un symptôme qui lui était propre. C'est pour avoir négligé une pareille vérité que la médecine a si long-temps resté stationnaire.

Si deux tissus simples sont simultanément enflammés, les deux symptômes peuvent, ou être distincts, ou se confondre ; dans le premier cas, point de difficulté.

Dans le second cas, c'est au médecin instruit de faire la part de chaque tissu simple, ou en d'autres termes, d'analyser les symptômes composés, de les réduire à leur plus simple expression, et partant reconnaître les deux tissus affectés. Pour faire une pareille analyse, les connaissances anatomiques et physiologiques sont indispensables ; est indigne du nom de médecin, celui qui n'est pas versé dans ces deux sciences.

Si un plus grand nombre de tissus simples se trouvent conjointement affectés, on suivra de point en point la même marche. C'est ce que je vais faire et démontrer pour les maladies de poitrine. J'ai choisi de préférence ces affections, comme étant très communes et moissonnant, tous les ans, un nombre infini de victimes, pour la plupart jeunes et appartenant à ce sexe aimable, qui, quoique faible, n'en commande pas moins, et quelquefois d'une manière tyrannique, sur l'autre moitié du genre humain.

Pour procéder avec ordre , je vais décrire les caractères généraux de l'inflammation; nous en ferons ensuite l'application sur chacune des parties qui composent l'appareil pulmonaire.

INFLAMMATION.

On donne le nom d'inflammation à toute altération essentiellement vitale , déterminée par quelque cause irritante , et caractérisée par la douleur , la rougeur , la tumeur et la chaleur de la partie affectée.

Le phénomène principal de l'inflammation est l'irritation locale qui a changé , augmenté la sensibilité organique ; étranger jusques-là au sang , le système capillaire se met en rapport avec lui, il l'appelle pour ainsi dire ; celui-ci y afflue et y reste accumulé , jusqu'à ce la sensibilité organique soit revenue à son type naturel. La pénétration du système capillaire par le sang est donc un effet secondaire dans l'inflammation. C'est le changement qui survient dans la sensibité organique qui constitue l'essence et le principe de la maladie ; c'est ce changement qui fait qu'une douleur plus ou moins vive est bientôt ressentie dans la partie. La partie était sensible à l'impression du sang , mais elle ne transmettait pas cette impression au cerveau. Alors elle la transmet , et cette impression devient douloureuse. C'est du changement survenu dans la sensibilité que dépend la chaleur , puisqu'elle lui est toujours consécutive. Ici vient se placer naturellement une page immortelle de Bichat, qui contient le principe de physiologie pathologique le plus fécond de tous ceux qui ont été posés avant et depuis Haller :

« Pour peu que nous réfléchissions aux innombrables variétés des causes qui peuvent altérer la sensibilité organique du système capillaire, il sera facile de concevoir de quelles innombrables variations l'inflammation est susceptible, depuis la rougeur momentanée survenant et disparaissant dans les joues, par une influence directe ou sympatique exercée sur leur système capillaire, jusqu'au phlegmon ou à l'érysipèle les plus considérables. On pourrait faire une échelle d'intensité pour les inflammations. En prenant les cutanées pour exemple, on verrait au bas les rougeurs qui naissent et disparaissent tout-à-coup par la moindre excitation externe sur le système dermoïde, que nous sommes maîtres de produire à volonté sous ce rapport, et où il n'y a qu'afflux de sang ; puis celles un peu plus intenses, qui déterminent les efflorescences cutanées de quelques heures, mais que la fièvre n'accompagne pas ; puis celles qu'un jour voit naître et cesser, auxquelles se joint un peu de fièvre ; puis les érysipèles du premier ordre, puis celles plus intenses, jusqu'à celles que la gangrène termine promptement. Tous ces degrés divers ne supposent pas une nature différente de maladie. Le principe en est toujours le même : toujours il y a, 1.° augmentation antécédente de sensibilité orga-nique, altération de cette propriété ; 2.° afflux du sang seulement, si l'augmentation est peu marquée ; afflux du sang, chaleur, pulsation, si elle l'est davantage, etc. Quand à la fièvre, elle paraît dépendre du rapport singulier qui lie le cœur à toutes les parties : elle n'a de parti-culier dans l'inflammation, que la modification particulière qu'elle y prend ».

Ne pourrait-on pas dire avec Hippocrate, Van-Halmont, Paracelse, Stahl, Bordeu, qu'il existe chez l'homme une nature conservatrice qui veille continuellement à la conservation de notre corps, que l'inflammation n'est pour elle qu'une simple réaction, provoquant un flux de sang autour de la cause qui menace la vie : je tiens pour l'af-firmative, elle indique parfaitement les phéno-mènes et la nature de l'inflammation.

L'aptitude des parties à s'enflammer est rela-tive, comme nous avons déjà dit, à la quantité des vaisseaux capillaires qu'elles contiennent et à celle des nerfs qu'elles reçoivent : la peau, les membranes muqueuses, les tissus cellulaires et séreux, le parenchyme des viscères, sont celles qui y ont le plus de disposition ; tandis que les os, les cartilages et les parties fibreuses, tels que les ligamens, les tendons et les aponé-vroses, ne s'enflamment que très-difficilement. Quand aux poils, à l'épiderme et aux ongles, ils ne paraissent pas susceptibles de contracter cette maladie.

L'inflammation peut n'atteindre qu'un des tissus qui composent un organe ; on les comprendre tous.

Chaque tissu a un mode particulier d'inflammation : l'érysipèle est celui de la peau, le phlegmon celui du tissu cellulaire, le catarrhe celui des membranes muqueuses, le rhumatisme celui des muscles, etc.

Fixée dans un organe, l'inflammation tire son nom de ce dernier : ainsi, on appelle ophthalmie celle de l'œil, pneumonie celle du poumon, hépatite celle du foie, néphrite celle des reins, cystite celle de la vessie, métrite celle de la matrice, entérite celle des intestins, etc.

Les causes prédisposantes de l'inflammation sont la jeunesse et l'âge adulte, la première éruption, le retour ou la cessation des règles, le tempérament sanguin, l'état plethorique, la saison du printemps, les professions qui exigent de grands mouvemens, et celles qui exposent aux variations de l'atmosphère.

Les causes déterminantes sont certains états inconnus de l'air, le passage du chaud au froid, le corps étant en sueur ou couvert inégalement, les excès de table, la colère, l'exercice forcé, les coups, les chûtes, le contact des substances irritantes, un corps étranger engagé dans la substance des organes, la suppression d'une hémor-

rhagie habituelle , la métastase de quelque maladie , l'action des vices dartreux , variolique ,
vénérien , etc.

L'inflammation qui provient d'une cause interne,
ou qui a une grande étendue , s'annonce par le
malaise , des horripilations et le frisson ; celle
qui est due à une cause externe , et qui est peu
considérable , ne se manifeste que par des phénomènes locaux.

Dans toute inflammation intense , on distingue
des symptômes locaux et des symptômes généraux. Les premiers sont la douleur , la tumeur ,
la rougeur , la chaleur et le trouble des actions
de l'organe affecté. Les seconds sont la fièvre et
le dérangement des fonctions.

1.° La douleur offre autant de variétés qu'on
en observe dans la texture et les propriétés vitales des parties. Toujours elle commence avec
l'irritation inflammatoire dans les organes doués
de beaucoup de sensibilité ; elle ne se manifeste ,
au contraire , qu'après les autres phénomènes
phlegmatiques , dans les tissus qui sont peu
sensibles.

2.° La tumeur résulte de l'afflux du sang et
de la sérosité , attirés par l'irritation : *ubi sti-
mulus , ibi fluxus*. La tuméfaction qui en résulte, varie selon les parties : le tissu cellulaire,
les glandes, la peau et les membranes muqueuses, sont celles qui acquièrent le plus de volume
dans les congestions inflammatoires.

3.º La rougeur dépend de l'accumulation du sang. Dans l'état sain ce fluide ne passe qu'en filets tenus dans les vaisseaux capillaires ; les plus petits vaisseaux se refusent même à l'entrée de ces molécules cruoriques ; mais du moment que l'inflammation se déclare, il se précipite partout, dilate les vaisseaux capillaires , et laisse voir à travers leurs parois amincies , sa couleur rouge, laquelle est d'autant plus foncée, qne l'affection est plus vive. Le sang s'échappe quelquefois par les exhalans , et se mêle à la sérosité ; d'autres fois sa quantité est assez grande pour former des ecchymoses.

4.º La chaleur est augmentée dans une partie enflammée. Si on applique la boule du thermomètre , on voit la liqueur s'élever de quelques degrés. Il faut remarquer , cependant, que le sentiment de chaleur éprouvé par les malades , n'est pas en rapport avec le léger changement de température indiqué par l'instrument : d'où il faut inférer que, quand la sensibilité, est exaltée, elle ne peut plus rien nous transmettre qu'avec exagération.

5.º Tout organe qui est enflammé cesse d'exercer ses fonctions d'après le rhytme habituel , ou ne les exerce plus du tout : l'œil est plus ou moins irrité par le contact de la lumière dans l'ophthalmie ; les odeurs deviennent nulles ou faibles dans le coryza, vulgairement appelé rhume de cerveau. Le travail circulatoire , l'oxigénation du sang, se fait imparfaitement dans la pneumonie : aussi chez les pneumoniques les pommettes sont le plus souvent violettes, etc.

6.° Le dérangement des fonctions a lieu dans la plupart des inflammations dues à une cause interne, ainsi que dans celles, qui, quoique produites par une cause externe, ont une grande étendue, ou siégent dans des parties importantes par leur sensibilité ou leurs usages. Dans ces divers cas, les urines diminuent ; l'inspiration ne peut avoir lieu ; la sueur se supprime ; les voies digestives s'embarrassent ; le cœur augmente et presse ses pulsations ; le délire peut survenir. Cette participation générale entraîne la fièvre, parce qu'alors notre âme, ou notre nature conservatrice (comme on voudra l'appeler) ; vu l'urgence du péril, appelle à son secours tous les organes qui font des efforts plus ou moins actifs, pour se débarrasser de cet agent destructeur qui menace de l'engloutir : c'est, considérée sous ce rapport, que la fièvre est regardée quelquefois comme un bien. C'est à cette fièvre de conservation que les Romains avaient érigé un temple. Que de maladies en effet sont guéries par la fièvre ! mais, je m'arrête, des exemples m'entraîneraient trop loin.

La fièvre est toujours consécutive, c'est-à-dire l'indice de la présence dans notre économie d'un agent destructeur. La fièvre n'étant qu'une réaction ne peut jamais être primitive ; la cause a toujours précédé l'effet.

La marche prompte et régulière d'une inflammation annonce le bon état des forces vitales , et la liberté de la réaction de l'organe affecté : tel est le caractère de l'inflammation *active*. Quelquefois cette réaction est tellement forte , que la vie est , pour ainsi dire , étouffée sous le poids des humeurs accumulées , outre mesure , dans le lieu affecté : cet accident peut arriver dans l'inflammation *aiguë* , lorsque surtout la tuméfaction est empêchée par un obstacle invincible : la gangrène en est souvent le résultat.

En certains cas , la maladie a primitivement un caractère de lenteur ; elle est en un mot, *passive*. D'autres fois , elle prend un caractère *chronique* , c'est ce qui a lieu , quand l'état aigu se prolonge trop, ou quand la cause irritante continue d'agir.

Ce n'est qu'en comparant l'état inflammatoire à lui-même , dans telle ou telle partie , qu'on peut déterminer son caractère : par exemple l'ophthalmie aiguë parcourt ses périodes en sept jours environ ; passé ce temps elle peut devenir chronique , et se prolonger indéfiniment ; l'inflammation active d'un os, d'un cartilage , dure , au contraire vingt, ou trente jours ; ce n'est qu'au bout de ce terme que l'état passif peut exister.

Le pronostic de l'inflammation des organes extérieurs est bien moins grave que celle des viscères ou des organes intérieurs. Celle qui est active et modérée se guérit plus promptement que celle qui est passive ou chronique.

Les terminaisons les plus ordinaires de l'inflammation sont la résolution , la délitescence , la suppuration , l'induration et la gangrène.

Dans la *résolution*, la partie enflammée revient peu à peu et sans suppuration à ce qu'elle était avant la maladie.

La *délitescence* est caractérisée par la disparition subite des phénomènes inflammatoires, qui ne laissent d'autres traces qu'un relâchement, une flaccidité, dans la partie.

La *métastase* est le déplacement, le transport, le changement qui s'opère dans le siége ou la forme d'une maladie. Dans la plupart des auteurs, le mot métastase est employé pour désigner toute transformation de maladie. Dans la doctrine des humoristes, la métastase est le résultat du transport de la matière morbifique ; dans celle des solidistes , elle est due au transport de l'irritation. La délitescence diffère donc de la métastase en ce que dans celle-ci une maladie nouvelle est substituée à l'ancienne, tandis que dans celle-là il n'existe plus de maladie.

La *suppuration* consiste dans la formation d'un liquide étranger appelé pus.

L'*induration* est cette terminaison de l'inflammation dans laquelle la partie malade devient dure , indolente , et passe quelquefois à l'état squirrheux.

La *gangrène* consiste dans l'extinction de toute action organique d'une partie : c'est une mort locale.

Le traitement se modifie, selon la cause, le lieu affecté, les périodes de la maladie et sa complication, etc.

Avoir tracé le tableau de l'inflammation, c'est avoir décrit tout ce qui se passe dans l'irritation des organes pulmonaires. Je vais en faire l'application sur chacune de ces diverses parties.

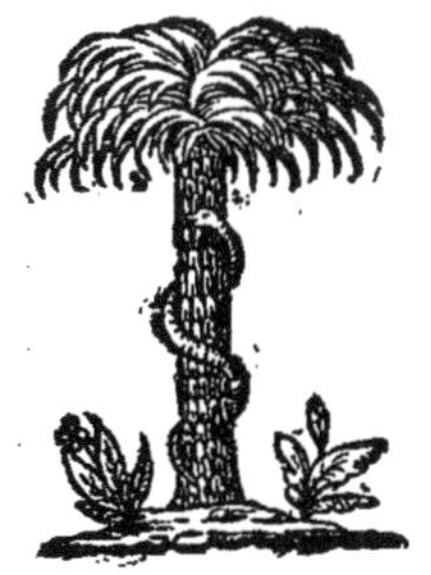

DIVISION DES MALADIES DU SYSTÈME PULMONAIRE.

A. L'inflammation peut affecter isolément, soit :

    1.º La membrane muqueuse bronchique.
    2.º Le parenchyme du poumon.
    3.º La membrane séreuse pulmonaire.

B. L'inflammation peut s'étendre à deux parties à la fois :

    4.º { à la membrane muqueuse et au parenchyme du poumon,

la membrane séreuse restant intacte, ou bien :

    5.º { au parenchyme du poumon et à la membrane séreuse,

la membrane muqueuse restant intacte, ou bien encore :

    6.º { à la membrane muqueuse et à la membrane séreuse,

le parenchyme restant intact.

C. L'inflammation peut s'étendre simultanément aux trois parties, c'est-à-dire, envahir à la fois,

    7.º { la membrane muqueuse, le parenchyme pulmonaire, la membrane séreuse.

Ce qui constitue sept maladies de l'appareil

respiratoire , trois simples et quatre composées.

Des trois simples :

La première est appelée , bronchite , catarrhe pulmonaire , etc.

La seconde   id,   pneumonie.

La troisième   id,   pleurésie.

Des composées.

La quatrième   id.   broncho-pneumonie.

La cinquième   id,   pleuro-pneumonie.

La sixième   id.   pleuro-bronchite.

La septième   id,   péripneumonie.

Je vais détailler succintement les symptômes propres à chaque affection simple et composée. La maladie comme le traitement sera facile à saisir,

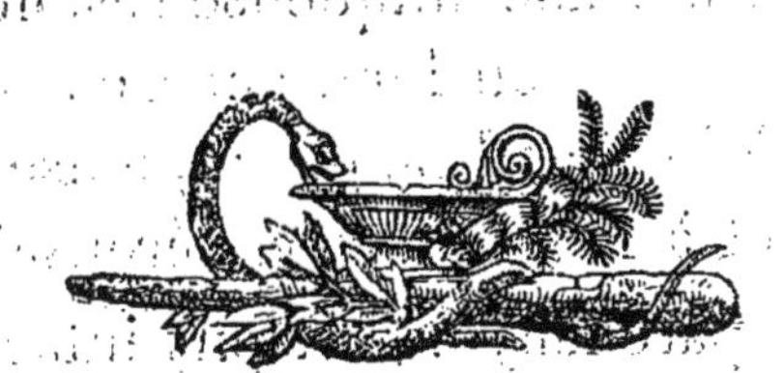

1.re CLASSE.

CATARRHE PULMONAIRE, BRONCHITE.

INFLAMMATION DES MEMBRANES MUQUEUSES QUI TAPISSENT LES RAMIFICATIONS BRONCHIQUES.

Causes occasionnelles. Température froide et humide, vicissitudes atmosphériques, passage subit du chaud au froid, suppression d'évacuations habituelles, respiration d'un gaz irritant comme l'acide sulfureux, le chlore ; corps étranger introduit dans les bronches, comme un noyau, un pepin de raisin ; course par un vent froid, etc., etc.

ÉTAT AIGU.

1.er DEGRÉ.

ENROUEMENT, RHUME SIMPLE.

Symptômes. Démangeaison au larynx ; sensation de sécheresse ou de rudesse dans la poitrine ; constriction pénible ; sentiment de plénitude et d'embarras dans la muqueuse des fosses nasales ; éternuement ; disposition au larmoiement ; légère raucité ; crachats de temps à autre ; point de douleur à moins d'une secousse de toux.

Durée. Trois ou quatre jours.

Traitement. Tisanes émollientes, mucilagineuses ; poitrine recouverte de linges chauds.

2.e DEGRÉ.

CATARRHE SIMPLE , GROS RHUME.

Symptômes. Le pouls s'élève ; la chaleur augmente ; la circulation se précipite ; l'expectoration commence par l'augmentation de la sécrétion propre à la membrane affectée ; le mucus , d'abord incolore et visqueux, devient consistant, opaque, d'un blanc jaunâtre ; la tuméfaction légère de la membrane muqueuse entraîne la diminution du diamètre interne des bronches , ce qui explique l'accélération du mouvement des poumons ; une seule inspiration est alors insuffisante pour oxygéner la même quantité de sang , le poumon se trouvant n'agir chaque fois que sur une moindre quantité d'air ; la toux, qui tend à désobstruer les bronches , devient de plus en plus opiniâtre.

Durée. Quatorze à vingt-un jours.

Traitement. Les seules boissons que le malade doive prendre sont les décoctions et les solutions mucilagineuses, émollientes ou aromatiques, sucrées et tièdes. Les potions gommeuses sont préférables aux juleps, aux loochs. L'inspiration de la vapeur d'eau n'est pas inutile, quand toutefois l'impression de chaleur, qu'elle exerce sur les bronches , n'est pas trop forte ; par conséquent, il faut, non pas donner cette vapeur à respirer directement, mais placer près du lit du malade, des vases de grande dimension et à large ouverture , remplis d'eau bouillante , afin que l'air se charge des vapeurs qui s'en élèvent. Diète. Chaleur.

3.e DEGRÉ.

CATARRHE SUFFOCANT.

Symptômes. Abondance de muscosités ; suffocation imminente ; sentiment d'ardeur vers le milieu de la poitrine ; expectoration sanguinolente , quelquefois nulle , c'est que l'air atmosphérique , vu la densité et la viscosité du mucus , ne peut pas pénétrer en arrière des crachats pour les soulever et les expulser ; grande anxiété ; face altérée ; pouls précipité.

Durée. Sa terminaison , le plus souvent funeste , arrive ordinairement avant le septième jour , à compter du moment qu'il a pris le caractère suffocant.

Traitement. Emolliens ; infusions aromatiques ; saignées ; vésicatoires.

ASTHME ESSENTIEL OU NERVEUX.

Je crois devoir placer ici l'asthme essentiel ou nerveux , que j'attribue le plus souvent à une oblitération locale et momentanée d'une ou de plusieurs divisions importantes des bronches ; cet état exaspère subitement le malade et le met à deux doigts de sa perte , par la suffocation qui en est la suite. Ce qui tend à confirmer mon opinion c'est que cette maladie attaque rarement avant la puberté (la jeunesse est sujette au croup , qui a beaucoup d'analogie avec l'affection qui nous occupe) , qu'elle est plus commune chez les hommes que chez les femmes , plus fréquente dans l'hiver que dans l'été , et dans ces deux saisons plus que dans les deux autres , que les causes qui provoquent son développement sont , une chambre étroite, une atmosphère humide , un changement subit dans le poids de l'air , la cons-triction mécanique du thorax, l'inspiration de vapeurs stimulantes , l'impression d'odeurs vives , la distension de l'estomac par des alimens flatueux, la suppression de la transpiration cutanée , d'une hémorragie ou d'une saignée habituelle , le froid aux pieds , l'exercice prolongé du corps , celui des bras et des poumons en particulier , les passions vives , la rétrocession de la goutte , etc. , etc.

Symptômes. Invasion subite , marquée par un resserrement spasmodique de la poitrine ; inspiration et expiration accompagnées de sifflement, nécessité de se tenir debout ; embarras dans l'articulation des sons , pouls naturel ou légèrement fébrile ; urine abondante et peu colorée ; visage gonflé et rouge ; vue pâle , avec altération des traits ; continuation de ces symptômes pendant la nuit ; le matin , respiration moins laborieuse et plus développée , expectoration plus facile ; urine d'une couleur plus foncée ; quelquefois avec sédiment ; sommeil tranquille ; au réveil, respiration moins gênée ; continuation d'un sentiment de constriction du thorax.

Durée. Quelques heures à un jour ; se renouvelle pendant quelques jours.

Traitement. Si l'individu est jeune et robuste, la figure injectée, le pouls fort ; émolliens, saignée, lavemens stimulans, et surtout avec la fumée de tabac (*nicotiana*). Si au contraire l'individu est pâle et faible, s'il a été soumis à l'action des causes énervantes ; infusions anti-spasmodiques, aromatiques ; dérivatifs à l'extérieur ; quatre grains de tartre stibié à la fois, toutes les heures ou les deux heures, pendant quatre ou cinq fois. Ce moyen est préférable au camphre, au musc, à l'éther sulfurique, à l'opium. Demi-grain d'oxide de zinc deux fois par jour est quelquefois employé avec avantage.

———

ÉTAT CHRONIQUE.

1.er DEGRÉ.

ASTHME HUMIDE, CATARRHE DES VIEILLARDS.

Symptômes. Si la cause irritante continue d'agacer, de titiller la membrane muqueuse, les crachats deviennent épais, blanchâtres, plus abondans ; tous les matins les malades sont tourmentés jusqu'à ce qu'ils soient débarrassés des crachats qui se sont accumulés pendant la nuit.

Durée. Avec une pareille affection on peut vivre long-temps.

Traitement. Infusions aromatiques, toniques, purgatifs.

2.ᵉ DEGRÉ.

PHTHISIE MUQUEUSE. TABES , ECTISIE. FIÈVRE HECTIQUE.

Symptômes. Maigreur progressive , sueur visquieuse ; quelquefois la persistance de l'inflammation sur la muqueuse finit par corroder une ou plusieurs parties de cette surface , des crachats purulens paraissent en plus ou moins grande abondance , selon l'étendue et l'importance des membranes affectées. Les ulcérations , en se cicatrisant , retrécissent la capacité bronchique , l'air s'introduit en moins grande abondance ; le sang s'oxigène peu , il est moins vif , moins rutilant ; il porte une moindre somme de vie dans chaque organe qu'il parcourt ; le sujet tombe , soit dans le marasme , et finit par s'éteindre , soit dans une bouffissure générale ou œdematie qui le rend incapable de tout exercice violent , et le condamne à une inactivité qui finit par lui abréger son existence.

Durée. Un mois à un an , rarement à deux ans.

Traitement. Infusions aromatiques , toniques , rubéfians sur la poitrine , cautères.

2.ᵉ CLASSE.

PNEUMONIE.

INFLAMMATION DU PARENCHYME DES POUMONS.

Causes occasionelles. Les exercices violens du poumon, la course, la lutte, le chant, des cris forcés, la déclamation, une équitation rapide contre le vent, des émotions vives de l'âme, une angine avec oppression de la poitrine, l'impression brusque d'un air froid après un violent exercice, une boisson froide lorsqu'on est échauffé, une application très-forte et long-temps continue à l'étude, ce qui gêne le développement, l'expliation du poumon, l'abus des liqueurs alcoholiques, hemorragies ou évacuations excessives, suppression de quelque exutoire ancien, d'un ulcère, d'une leucorrhée, épuisement par l'allaitement, etc., etc.

ÉTAT AIGU.

1.ᵉʳ DEGRÉ.

PNEUMONIE SIMPLE.

Symptômes. Un malaise de quelques jours précède souvent l'invasion qui est presque toujours marquée par un frisson violent, auquel succèdent , l'élévation de la chaleur , le mal de tête , une douleur sourde dans le côté , la gêne de la respiration et la toux. Ordinairement la maladie se dessine nettement dans l'espace de vingt-quatre à quarante-huit heures. A cette époque le malade accuse une douleur fixe dans un point de la poitrine ; cette douleur est souvent obscure , quelquefois elle manque , la respiration est fréquente , petite , oppressée ; le malade tousse et expectore peu ou point du tout ; la percussion donne un son presque mat , l'oreille appliquée sur ce point ne distingue pas bien nettement le bruit produit par l'entrée de l'air dans les vésicules pulmonaires , elle reconnaît une sorte de crépitation qui cesse elle-même peu à peu quand l'inflammation est plus avancée ; en même temps la face est rouge , les traits sont abattus ; le malade est obligé de garder le lit ; il se plaint d'insomnie, de soif, d'inappetence , de douleurs à la tête et à l'épigastre , provoquées ou exaspérées par la toux ; son pouls est fréquent, variable pour la force, sa peau est chaude , son urine très-foncée , le sang qu'on lui tire est couvert , surtout au bout de quelques jours d'une couenne épaisse.

La marche de la pneumonie aiguë est ordinairement rapide , les symptômes offrent chaque jour une exacerbation vers le soir , s'aggravent pendant plusieurs jours avant de devenir stationnaires ou de diminuer.

Durée. De sept à vingt et un jours ; elle peut cesser plutôt surtout à l'aide d'un traitement énergique, ou se prolonger davantage. Sa terminaison est heureuse dans le plus grand nombre de cas.

Traitement. Tenir la poitrine et tout le corps chaudement ; diète, tisanes émollientes, apozème stibié.

2.e DEGRÉ.

PNEUMONIE.

Symptômes. Les mêmes que les précédens, la respiration est plus fréquente, la toux plus opiniâtre, l'expectoration survient, s'accompagne de crachats sanguinolens quelquefois, rouillés ou verdâtres, toujours visqueux et transparens ; la percussion donne un son mat dans l'endroit affecté, l'oreille appliquée sur ce point ne connaît plus de crépitation. Si la mort doit avoir lieu, l'oppression augmente par degrés, l'expectoration des crachats devient difficile, impossible ; la respiration précipitée, haute, râleuse ; la physionomie se décompose ; les mouvemens s'affaiblissent ; la chaleur diminue ; et le malade succombe après une agonie douloureuse.

Durée. De trois à sept septenaires.

Traitement. Dès le début on emploie la saignée, que l'on réitère une ou plusieurs fois, si la constitution de l'individu le permet, et que les symptômes inflammatoires continuent d'être in-

tenses. Si l'individu est trop faible, on fait suc-
céder à la saignée générale l'application de sangsues sur les parois thorachiques. On donne les
mucilagineux en tisane, en potion et en lave-
ment, à une époque un peu avancée de la maladie, on a recours à l'apozème stibié, aux préparations scillitiques, et au kermès minéral à
petites doses. Rubéfians sur la poitrine. Chaleur.

ÉTAT CHRONIQUE.

1.er DEGRÉ.

ÉTISIE. FIÈVRE ÉTIQUE.

Symptômes. Les mêmes que dans le premier
degré (aigu), une toux rare, sèche, plus fréquente le matin et le soir, expectoration presque
nulle, peau sèche, terreuse, ressemblant presque
au *caro anserina*, *caro gallinacea* (chair de
poule), amaigrissement extrême, diarrhée colliquative, enflure des jambes, face livide ou plom-
bée, légère exacerbation fébrile tous les soirs,
mort le plus souvent.

Durée. Un ou deux ans.

Traitement. Chaleur ; diaphorétiques (infusions) fréquemment répétées, frictions sur la
poitrine avec la pommade d'Authenrieth, entre-
tenir les boutons pendant quinze jours à un mois,
si on a affaire à une jeune fille on administre les
emmenagogues, en même temps que quelques
infusions légèrement toniques.

ÉTAT CHRONIQUE.

2.e DEGRÉ.

PHTHISIE PULMONAIRE.

PREMIÈRE PÉRIODE.

Symptômes. Au commencement les mêmes que dans le deuxième degré (état aigu), ensuite engourdissemens , inertie générale , douleur gravative de la tête avec des retours plus ou moins fréquens d'une affection catarrhale de la membrane muqueuse pituitaire , somnolence , relâchement des muscles du thorax , avec expectoration difficile , douleurs gravatives de la poitrine, quintes violentes de toux, qui augmentent par l'exercice, par les boissons froides, dyspnée , perte d'haleine au moindre mouvement , mélancolie , disposition aux emportemens de colère , ardeur pour les plaisirs de l'amour, chaleur chronique et incommode, surtout à la plante des pieds ou à la paume des mains, oppression de poitrine, matière expectorée le matin , abondante et visqueuse, avec un goût salé, perte graduée de l'appétit , abattement de l'âme , quelquefois induration des glandes du cou.

DEUXIÈME PÉRIODE.

Symptômes. Toux très-incommode surtout la nuit, avec titillation au larynx, gêne de la respiration augmentée par le moindre mouvement , changement de la voix qui devient rauque, grêle, ou beaucoup moins sonore; soif, inappétence; après le repas douleur gravative de l'estomac et exaspération de la toux, au point de faire rejeter les alimens que l'on a pris; expectoration quelquefois épaisse et blanche, d'autres fois transparente, d'une couleur cendrée ou verdâtre, d'une odeur fétide, etc. Petite fièvre qui paraît le soir, avec ou sans frissonnement, avec chaleur aiguë et rougeur des pommettes; insomnies qui augmentent graduellement le mouvement fébrile; dépérissement, marasme.

TROISIÈME PÉRIODE.

Symptômes. La fièvre hectique devient continue, avec un pouls, petit, dur, fréquent, et chaleur âcre et mordicante qui se fait sentir au doigt de celui qui le touche. Durant l'exacerbation fébrile, la toux, la dyspnée, l'oppression sont au plus haut point; quand elle cesse, le malade dort d'un sommeil tranquille, reprend des forces, et l'espoir de guérir; il retombe dans l'abattement quand la fièvre se rallume. Il survient des sueurs colliquatives; un dévoiement opiniâtre s'établit: la faiblesse est extrême, le marasme porté au dernier point, l'œdématie des extrémités inférieures augmente tous les jours; la face devient hippocratique et le malade succombe.

Durée. Trois mois à dix et huit mois.

35

Traitement. 1.re PÉRIODE. Emoliens , application de linges chauds sur la poitrine , tisanes aromatiques , infusions vulnéraires , de lierre terrestre , d'hysope , la décoction de lichen d'Islande, d'aunée , vésicatoires.

2.e PÉRIODE. Inspiration de vapeurs stimulantes comme celles de benjoin, de succin , de baies de genièvre ; l'usage de vêtemens de laine immédiatement appliqués sur la peau , sinapismes , vésicatoire ssur le thorax ou sur les membres ; usage des médicamens révulsifs portés sur l'estomac ou les intestins , tels que la scille , l'ipécacuanha, le kermès à doses variées ; de temps à autre , potions opiacées.

3.e PÉRIODE. Infusions aromatiques , potions avec l'acide prussique ou hydrocyanique ; tartre stibié à haute dose , continué pendant quelques jours ; deux ou trois sétons sur les parties latérales de la poitrine. Nous avons plusieurs exemples de phthisie tuberculeuse , à la deuxième et à la troisième période , guéries par le tartre stibié , et les sétons employés conjointement pendant quinze à vingt jours ou un mois , et quelques gouttes de laudanum liquide dans une potion appropriée , administrée le soir ; privation complète d'alimens solides , bouillons animalisés de temps à autre.

3.ᵉ CLASSE.

PLEURÉSIE.

INFLAMMATION DES MEMBRANES SÉREUSES DU POUMON.

Causes occasionnelles. Les mêmes que pour le catarrhe pulmonaire et la pneumonie. Transpiration arrêtée, coups sur la poitrine, corps étrangers introduits dans les plèvres, fractures d'une ou de plusieurs côtes, etc.

ÉTAT AIGU.

1.ᵉʳ DEGRÉ.

FAUSSE PLEURÉSIE.

Symptômes. Frisson suivi de chaleur ; lassitudes spontanées ; douleur pongitive dans un des côtés de la poitrine, augmentant durant l'inspiration, par les efforts de la toux et par la pression, respiration difficile, inspiration courte et fréquente, toux sèche, avec peu ou point d'expectoration ; décubitus pénible sur le côté douloureux ; pommettes rouges, état fébrile ; pouls, tantôt dur et développé, tantôt petit et concentré, peau chaude le soir ou la nuit.

Durée. Du quatrième au quatorzième jour. Le premier degré se termine par résolution, marquée par une sueur abondante , un flux hemorrhoïdal , une urine sédimenteuse, des déjections bilieuses.

Traitement. Repos. Diaphorétiques et diurétiques ; il faut tenir le malade en moiteur , sans toutefois le surcharger de couvertures , comme le peuple en a la funeste habitude.

2.e DEGRÉ.

PLEURÉSIE SIMPLE OU ORDINAIRE.

Symptômes. Gêne plus grande de la respiration , oppression au moindre mouvement , impossibilité de se coucher sur le côté opposé au siége de l'inflammation , suffocation imminente lorsqu'on presse l'abdomen de bas en haut ; son obscur des parois du thorax du côté affecté , rendu par la percussion. Paroxismes très-marqués le soir ou la nuit. Céphalalgie , pouls dur et plein , langue sèche , aride , etc.

Durée. Quelquefois la mort arrive avant le septième jour ; d'autres fois , la guérison survient du septième au quatorzième , soit par l'absorption de la sérosité , soit par l'adhérence des membranes muqueuses entr'elles ; et toujours après une évacuation critique spontanée ; comme une expectoration abondante d'un mucus opaque et blanc ; une excrétion copieuse d'urines jumenteuses ; ou une transpiration non interrompue pendant vingt-quatre ou trente-six heures , de la figure et du thorax. Si la crise n'apparaît pas avant le quatorzième jour, la maladie passe irrévocablement à l'état chronique.

Traitement. Mêmes boissons que dans le premier degré, application de dix, quinze ou vingt sangsues, sur le point douloureux ; on peut en appliquer sans inconvénient un plus grand nombre, si l'état du sujet le permet.

Des bains chauds de trente à trente-cinq degrés Réaumur, ont souvent produit des effets merveilleux ; aussi je crois qu'on en retirerait dans tous les cas d'excellens avantages, si on n'était pas généralement trop avare d'un moyen aussi précieux, aussi simple, et qu'on a presque toujours sous la main. Craindre que le liquide, par son propre poids, n'aggrave l'anxiété, n'augmente la gêne de la respiration, et ne refoule vers l'intérieur le sang, est une erreur qu'il importe de détruire et que l'expérience même dément tous les jours. Par l'effet de la chaleur du bain (3o à 35 $+$ o), le système vasculaire dermoïde s'épanouit, le sang afflue dans les veines cutanées, ce qui explique, mieux que tous les raisonnemens, le bien qui doit en résulter. N'emploie-t-on pas avec succès, tous les jours, dans nos campagnes, un procédé à peu près analogue, et qui devrait, si les inconvéniens reprochés au bain étaient prouvés, fatiguer plutôt le malade que de le soulager ? Le contraire cependant arrive presque toujours.

Toutes les fois qu'un malade, par suite de l'impression du froid, de la suppression de la transpiration ou d'une évacuation accoutumée, se plaint d'oppression, de point de côté, de céphalalgie, etc., on applique sur toute la surface du côté douloureux, souvent sur toute l'étendue de la poitrine et immédiatement sur la peau, de larges et d'épais cataplasmes, faits avec la farine de seigle ou de froment, délayée dans de l'eau chaude. Ces applications sont préparées d'autres fois avec des pommes de terre cuites, ou du levain plus ou moins aigri.

J'ai vu, par ce moyen, des pleurésies très-intenses disparaître comme par enchantement. Il est inutile d'observer qu'on a soin, durant tout le traitement, de faire boire copieusement des boissons tièdes et légèrement sucrées, sans quoi on courrait risque d'aggraver l'état maladif.

ÉTAT CHRONIQUE.

1.er DEGRÉ.

PLEURÉSIE CHRONIQUE.

Cette affection consiste essentiellement dans un épanchement de pus ou de sérosité dans la plèvre. Les fausses membranes qu'on rencontre dans quelques cas ne produisent pas dans la santé un trouble comparable à celui qu'entraîne l'épanchement du pus, dont il va être question dans le 1.er et le 2.e degré de l'état chronique.

Causes occasionnelles. Les mêmes que pour l'état aigu. La pleurésie chronique succède le plus souvent à la pleurésie aiguë ; quelquefois, mais rarement, elle paraît être primitive.

Symptômes. La gêne de la respiration est le plus remarquable et le plus constant de tous les symptômes : elle augmente par le moindre mouvement, par le décubitus sur le côté sain, par les émotions, par l'action de parler, de tousser, et par la pression sur l'abdomen. Le nombre des mouvemens d'inspiration et d'expiration, dans un temps donné, est augmenté, quelquefois doublé ; chaque inspiration forte se trouve arrêtée par une sensation dans le côté, semblable à celle que produirait une aiguille acérée, qu'on plongerait dans les tissus. Le malade éprouve, d'autres fois, une sorte de déchirement sourd, qu'on doit attribuer au tiraillement, en divers sens, des adhérences contre nature de nouvelle formation, des membranes séreuses ; déchirement dû au développement, à l'expansion du poumon par l'air atmosphérique. Le malade a une petite toux, sèche, fréquente ; la main et l'oreille, appliquées sur les parois de la poitrine, ne distinguent plus, dans le lieu malade, le frémissement de l'air, dans le parenchyme pulmonaire. Le son mat rendu par la percussion, l'œgophonie, l'agrandissement du côté affecté, l'infiltration des tégumens, la saillie des espaces intercostaux, l'immobilité des côtes, la courbure du rachis et la dépression de l'épaule du côté malade, sont les symptômes ordinaires de cette maladie.

Durée. La maladie, passe ordinairement à l'état chronique, du huitième au quatorzième jour, et le malade peut vivre indéfiniment.

Traitement. Voyez traitement deuxième degré, état chronique.

ÉTAT CHRONIQUE.

2.e DEGRÉ.

Symptômes. Les mêmes que pour l'état précédent, mais plus intenses ; dans quelques cas la fluctuation est manifeste pour le malade, ou pour le médecin, qui la distingue par le toucher, par l'oreille, ou par succussion : du reste, le teint est pâle, quelquefois jaune ; l'amaigrissement et la faiblesse font des progrès journaliers ; le mouvement fébrile est continu, avec des exacerbations nocturnes et des sueurs partielles au déclin des paroxysmes ; le dévoiement et l'infiltration précèdent souvent la mort, qui est la terminaison la plus commune de cette maladie.

Dans certains cas, le pus amassé dans la plèvre, se fraie une issue au dehors, au travers, soit des tégumens, soit du parenchyme des poumons, ou même il se fait jour de ces deux côtés à la fois. Dans tous les cas le sort du malade est encore incertain. Tant que le pus qui s'échappe par la plaie des tégumens, ou qui est expectoré, ne prend pas une odeur fétide, il est permis de conserver l'espoir de la guérison ; mais lorsqu'une fois ce pus a contracté l'odeur alliacée qui paraît dépendre de la pénétration de l'air, la mort est à peu près inévitable. Le passage subit d'une grande quantité de pus dans les bronches, a quelquefois produit une suffocation immédiate.

Durée. Temps illimité.

Traitement. Le traitement de la pleurésie chronique consiste à favoriser la résolution de la matière épanchée et la formation des fausses membranes qui doivent unir les parties opposées de la plèvre, et y suspendre l'exhalation morbide qui a produit l'épanchement et qui l'entretient. Les dérivatifs et les révulsifs, tels que les larges vésicatoires, et dans quelques cas les sétons, les cautères, les moxas sur la poitrine, les boissons diurétiques laxatives, ou diaphorétiques d'une part ; et d'autre part, l'immobilité absolue du corps, le repos le plus complet possible des muscles de la respiration, sont les moyens les plus propres à remplir cette double indication : mais malheureusement ils sont impuissans dans le plus grand nombre des cas ; c'est ce qui a conduit à pratiquer une issue au liquide épanché, soit avec le bistouri, soit avec le trois-quarts.

L'opération , connue sous le nom d'empyème ,
ponction du thorax , sera pratiquée avec succès ,
si le malade dit sentir un liquide qui reflue
vers le sommet de la poitrine lorsqu'il prend la
position horizontale , et qui se précipite vers le
diaphragme , lorsqu'il s'assied. Si l'hydrothorax
est double , le malade se tient communément
assis tandis que s'il n'occupe qu'une des plèvres ,
le décubitus a presque toujours lieu sur le côté
affecté.

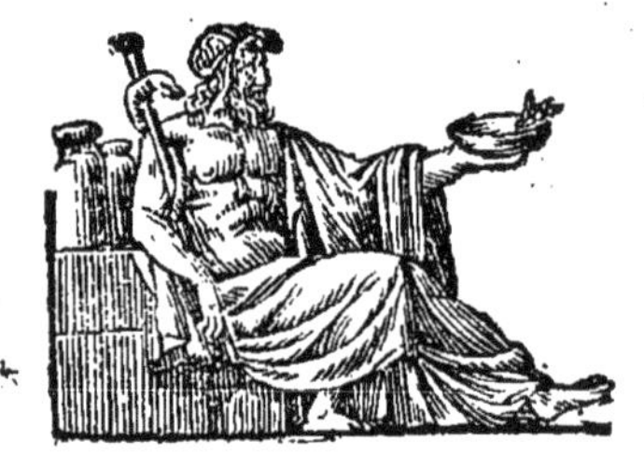

4.ᵉ CLASSE.

BRONCHO-PNEUMONIE.

INFLAMMATION SIMULTANÉE DE LA MEMBRANE MUQUEUSE
ET DU PARENCHYME PULMONAIRE.

FAUSSE-PÉRIPNEUMONIE. PNEUMONIE-CATARRHALE.

Causes occasionnelles. Les mêmes que pour
le catarrhe et la pneumonie. Cette maladie est
très-fréquente par la tendance que l'inflammation
catarrhale et l'inflammation parenchymateuse ont
pour se réunir. Les acteurs, les chanteurs, les
orateurs et les prédicateurs en sont souvent
affectés.

ÉTAT AIGU.

Symptômes. Voyez catarrhe, 2.ᵉ degré état aigu,
pneumonie, 1.ᵉʳ degré état aigu. La toux est fréquente, répétée à de courts intervalles, sous
forme de quintes qui sont accompagnées de
douleurs déchirantes, de chaleur dans toute la
poitrine, et spécialement derrière le sternum,
de rougeur à la face, de douleur à la tête et à
l'épigastre, quelquefois de vomiturations et de
vomissemens de matières muqueuses, écumeu-
ses, mêlées de stries de sang : hors le temps de
la toux, il reste dans la poitrine une douleur
vague et obscure, une sensation de chaleur, un

certain degré d'oppression ; une sorte de bruisse-
ment, désigné sous le nom de râle muqueux, accompagne souvent l'entrée et la sortie de l'air dans
les bronches ; ce bruit quelquefois appréciable à
une certaine distance, l'est toujours beaucoup
mieux par l'application immédiate de l'oreille sur
la poitrine du malade, spécialement dans les
points affectés ; en même temps les yeux sont
injectés, humides ; le malade est obligé de
garder le lit ; il est sans sommeil et sans appétit ;
son pouls est fréquent, sa chaleur augmentée ;
il est sensible au froid, il éprouve des sueurs
fréquentes et de l'anxiété. Il y a exacerbation le
soir avec augmentation de la toux qui est sèche,
l'expectoration ayant surtout lieu le matin.

Durée. Cette maladie est plus longue dans les
saisons froides et humides, et chez les vieillards
que dans les autres conditions. Sa durée est de
deux à six semaines. Sa terminaison est communément favorable, rarement funeste, quelquefois
incomplète, souvent elle passe à l'état chronique.

Traitement. Tisanes préparées avec les espèces
pectorales ou béchiques en infusion, ou bien
avec les fruits béchiques en décoction. Cataplasmes sur la poitrine, préparés avec les farines
émollientes, qu'on remplace plus tard par les
farines résolutives. Il est nécessaire de surveiller
attentivement ces applications qui peuvent devenir facilement préjudiciables, si on les laisse
refroidir, ou si elles sont trop humides. Il faut,

aussitôt après avoir levé le cataplasme , friction-
ner légèrement avec une brosse , ou avec des linges chauds , la partie , pour enlever exactement
toute espèce d'humidité ; si on ne peut apporter
de pareils soins au malade , il est mieux de se
passer de cataplasmes et de les remplacer par
des sachets remplis de cendres ou de sable chaud,
ou d'une autre poudre quelconque. Si le malade
est pléthorique , on lui pratiquera une ou plusieurs saignées selon l'occurrence ; s'il est d'un
tempéramment irritable , on lui administrera de
temps à autre quelque potion adoucissante ou
quelque julep pectoral.

Vers la fin de la maladie , on rendra les boissons diurétiques ; il est alors quelquefois utile,
pour empêcher que la maladie ne passe à l'état
chronique , d'administrer , si le sujet n'est pas
trop faible , des lavemens purgatifs , ils peuvent
et doivent d'autant mieux convenir pour porter
un point d'irritation sur les gros intestins , que
la nature guérit souvent de pareilles affections en
provoquant spontanément une forte diarrhée.

ÉTAT CHRONIQUE.

Cette maladie est la plus fréquente des affections pulmonaires , elle succède tantôt au catarrhe aigu, tantôt à la broncho-pneumonie aiguë,
et le plus souvent elle est primitive.

Symptômes. Les mêmes que dans l'état aigu ;
de plus , toux plus fréquente et grasse, expecto-

ration laborieuse de crachats opaques , blancs ou verdâtres , rejetés en plus grande abondance le matin qu'aux autres momens du jour ; mouvement fébrile tous les soirs , dépérissement progressif plus ou moins actif.

Durée. Le pronostic n'est favorable que dans le cas où la maladie n'est pas accompagnée de dépérissement ; dans le cas contraire , la terminaison est le plus souvent funeste. Une diarrhée, plus ou moins opiniâtre , précède toujours et accompagne le dépérissement chez les jeunes sujets.

Traitement. Il faut prodiguer les émissions sanguines générales , qui procurent un soulagement manifeste , incontestable , immédiat , dans la grande majorité des broncho - pneumonies , dans celles mêmes qui doivent se terminer par la mort. Elles ne doivent être négligées que chez les individus déjà épuisés par une maladie précédente. Si les symptômes persistent , malgré ces moyens actifs , il faut prescrire le repos du corps et de l'esprit , un air tiède et humide , des vapeurs aqueuses dirigées vers les narines , la bouche , les pieds , les jambes ; une diète sévère , une boisson légère , des médicamens aqueux , nitreux , féculens , miellés. Si à ces prescriptions on ajoute un ou plusieurs sétons sur la poitrine , il est rare qu'on ne triomphe pas de la maladie après un ou deux mois de persévérance.

5.º CLASSE.

PLEURO - PNEUMONIE.

1.er DEGRÉ.

ÉTAT AIGU.

Causes occasionnelles. Les mêmes que pour la pleurésie et la pneumonie.

Symptômes. Voyez Pneumonie , 2.e degré , état aigu. Pleurésie , 2.e degré , état aigu.

Cette maladie débute presque constamment par un frisson avec douleur , dans un des côtés de la poitrine , par une ardeur interne et une respiration courte et poignante. Un appareil fébrile intense accable le malade. S'il se forme un épanchement , le son de la poitrine devient peu à peu obscur dans le lieu qu'il occupe , et la voix du malade , explorée par l'auscultation médiate ou immédiate de la poitrine , devient *chevrotante.* L'haleine est altérée , chaude ; la face est rouge , surtout aux pommettes ; le blanc des yeux est brillant et épaissi , les narines sont dilatées , les vaisseaux des tempes et du cou sont gonflés ; le malade refuse la nourriture ; les battemens des artères sont grands d'abord , ensuite , ils sont faibles et fréquens ; la chaleur modérée , humide aux extrémités , considérable et sèche intérieurement ; delà , la chalenr de l'air expiré , la soif , la sécheresse de la langue , le désir de respirer l'air froid. La toux est sèche ; s'il y a des crachats, ils sont formés de pituite , rarement sanguinolens. Il n'est rien que les malades redoutent tant que les quintes de toux qui leur font éprouver des douleurs pongitives et déchirantes dans la poitrine , derrière les côtes.

Durée. La marche de cette affection est communément rapide. L'intensité des symptômes augmente pendant quelques jours , et reste ensuite stationnaire , avant de diminuer , quand la terminaison doit être heureuse. Il est rare , lorsqu'elle persiste au-delà de douze à quinze jours , qu'elle ne donne pas lieu à un épanchement. Dans quelques cas la terminaison est incomplète ; il reste un peu de douleur ou de dyspnée , qui persiste pendant un temps plus ou moins long , quelquefois pendant une partie de la vie.

Traitement. Si l'inflammation est récente , considérable , si aucune évacuation ne se fait , le sujet étant robuste , bien portant auparavant, il faut recourir aussitôt , premièrement , à une saignée prompte , copieuse , que l'on répètera ou que l'on modèrera selon le degré du mal; ensuite aux bains de vapeurs émollientes à la poitrine et sur le reste du corps ; aux décoctions délayantes, résolutives , émollientes , laxatives , antiphlogistiques , nitriques , anodines , très - chaudes , par petites doses répétées continuellement; enfin, à des lavemens adoucissans , et à l'usage de bouillons pour toute alimentation. Si l'inflammation persiste, et que l'auscultation, par le moyen du cylindre, ne fournisse pas un son plus clair, il faudra avoir recours aux saignées locales, c'est-à-dire aux sangsues, en plus ou moins grand nombre, selon l'indication, appliquées sur le pourtour du thorax au lieu d'élection.

Le silence et l'immobilité sont deux conditions favorables à la guérison de la pleuro-pneumonie, car plus l'organe reste inactif et moins le sang y afflue. La diète la plus sévère est indiquée afin de ne pas redonner des matériaux au sang, à mesure qu'on en diminue la quantité, et pour éviter la dilatation de l'estomac qui gêne la respiration et la stimulation du cœur, d'où résulte l'accélération de la circulation. Il faut administrer quelques potions gommeuses. L'opium ne doit être employé qu'après que les émissions sanguines ont calmé l'inflammation, au point qu'il ne reste plus guère que de la toux et peu d'oppression, et afin de procurer un peu de sommeil.

ÉTAT AIGU.

2.ᵉ DEGRÉ.

Symptômes. Voy. pneumonie, 2.ᵉ degré, état aigu. Voy. pleurésie, 2.ᵉ degré, état chronique.

Epanchement séreux ou purulent dans le sac pleurétique, quelquefois mouvemens sensibles de fluctuation dans la poitrine, chez quelques malades il y a *œgophonie*. Les tégumens du thorax, le bras et la main correspondans au côté affecté, sont le siége d'une infiltration séreuse qui conserve l'empreinte des doigts. La face est couleur jaune paille, avec une légère teinte verdâtre et une aréole noirâtre autour des narines ; rarement au 2.e degré, les pommettes restent colorées. Les crachats sont bilieux ou sanglans, ou parsemés d'une couleur vermeille, ce qui est plus fâcheux que les sanguinolens. Le sommeil est court, les veilles augmentent ; des idées fantastiques surviennent ; la pensée quelquefois s'altère ; le malade est dans une sorte d'extase, il méconnaît son état. Si on l'interroge, il répond qu'il est bien, et pourtant ses extrémités sont froides ; le pouls est petit et très-fréquent, intermittent quand la mort est proche, et le sujet succombe le plus ordinairement en proie à une diarrhée colliquative opiniâtre.

Durée. Quinze jours à un mois. Terminaison le plus souvent mortelle.

Traitement. Le même que pour le premier degré. Insister plus fortement pour les saignées locales ; aucun autre moyen ne saurait remplacer les sangsues dans la pleuro-pneumonie au 2.e degré.

Les ventouses scarifiées sont quelquefois utiles par leur action puissamment révulsive, plutôt que par le sang qu'elles fournissent, et qui est toujours en assez petite quantité.

ÉTAT CHRONIQUE.

Symptômes. Voyez Pneumonie et Pleurésie (état chronique). Anxiété extrême , difficulté de mouvoir la poitrine , douleur à la moindre inspiration. Les ongles deviennent livides et se courbent. La gêne de la respiration s'accroît.

Durée. Terminaison. La terminaison a lieu par suppuration , par carnification ou hépatisation du poumon , et par gangrène. La résolution et la délitescence n'arrivent guère que dans l'état aigu.

Si la suppuration a lieu dans le tissu pulmonaire, le malade meurt par l'engouement purulent du poumon , ou bien le pus se fait jour dans la cavité de la plèvre , et même à travers les parois thoraciques , deux cas fort rares , surtout le dernier. Si la suppuration a lieu dans la plèvre, le pus se rassemble en un seul foyer , et forme ce qu'on appelle une vomique. (Voyez pleurésie état chronique). La suppuration peut arriver à la fois dans les deux parties , le parenchyme pulmonaire et la plèvre , dans ce cas la maladie est promptement mortelle.

La carnification , l'hépatisation est à craindre , si les crachats ne paraissent plus ou cessent tout-à-coup , avant qu'ils soient devenus blancs , ronds et opaques , si la percussion rend un son tout-à-fait mat , s'il survient des rêvasseries , un pouls mou , tremblottant. Un épanchement pleurétique complique , mais rarement , cette terminaison qui est mortelle au bout de quelques mois.

Lorsqu'au milieu des phénomènes d'une pleuro-pneumonie intense , on voit survenir un calme non provoqué par les saignées , une faiblesse extrême , le froid des extrémités , des crachats diffluens , cendrés , vers , livides , noirs , fétides , on est assuré que la maladie se termine par la gangrène du poumon. Ce cas est généralement mortel.

Traitement. Il faut combattre la persistance de l'inflammation toutes les fois qu'il reste du son mat , ou même seulement obscur dans le point affecté ; que l'on continue à ne pas y entendre le murmure respiratoire ; que la dyspnée persiste ; que la toux persévère ; que les crachats deviennent abondans. On peut avoir recours aux ventouses scarifiées.

On a vu quelquefois la maladie céder à l'apparition d'une parotidite , d'une hépatite , d'une inflammation du tissu cellulaire dans un des membres ; ce qui paraît expliquer l'avantage des rubéfians actifs sur la peau. Nous avons guéri un cas de suppuration du poumon avec inflammation de la plèvre , par l'application d'un large vésicatoire sur le sternum , qu'on a pansé , pendant quelques jours , avec la pommade suivante , qui détermina le huitième une épaisse escarre :

℞. Axonge , deux onces.

Pommade d'Authenriette , demi-once.

Mêlez exactement.

6.ᵉ CLASSE.

PLEURO-BRONCHITE. PLEURÉSIE CATAR-RHALE. PLEURÉSIE HUMIDE.

INFLAMMATION DES MEMBRANES MUQUEUSES ET SÉREUSES.

Cette maladie est rare, elle se termine presque toujours d'une manière heureuse ; pour peu qu'elle dure, elle se convertit en péripneumonie.

Causes occas. Voy. Catarrhe. Voy. Pleurésie.
Symptômes.　　　　id.　　　　id.
Durée.　　　　id.　　　　id.
Traitement. Etat aigu. id.　　　　id.

ÉTAT CHRONIQUE.

Il faut persévérer dans l'usage des boissons aqueuses et des moyens anti-phlogistiques, ne jamais permettre des alimens gras qu'avec une extrême réserve, aussi long-temps que le mouvement circulatoire est accéléré. La douleur se fait-elle encore sentir, on aura recours aux sangsues, aux ventouses scarifiées souvent répétées ; elles sont tout-à-fait indiquées et elles soulagent presque constamment. Les vésicatoires ambulans sont avantageux, quand ils ne déterminent pas une accélération soutenue dans le pouls. Le cautère appliqué sur les parois du thorax, ne doit pas être négligé , surtout si le sujet est lymphatique. Par ces moyens et la persévérance dans tous ceux qu'exige l'état aigu , on obtient la guérison , si déjà la plèvre n'est pas irrémédiablement lésée.

Les opiacés peuvent convenir comme palliatifs, mais à petites doses.

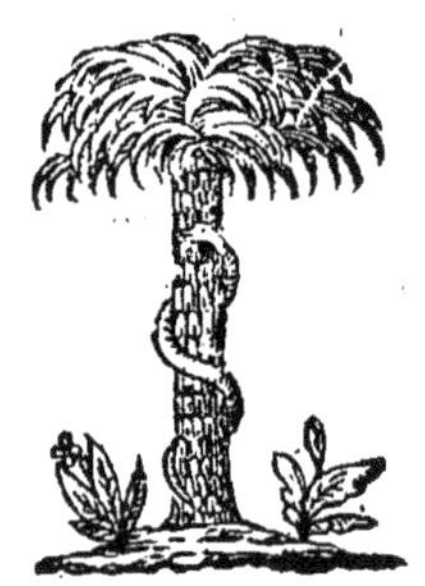

7.ᵉ CLASSE.

PÉRIPNEUMONIE.

INFLAMMATION SIMULTANÉE DES MEMBRANES MU-
QUEUSE , SÉREUSE PULMONAIRE ET DU PAREN-
CHYME INTERMÉDIAIRE.

Causes occasionelles. Les contusions du thorax , les blessures , la présence des corps étrangers ﬖ, l'inspiration des gaz irritans , d'un air
froid , les efforts , la toux , les cris , le refroidissement subit de la peau , le rafraîchissement
de la membrane muqueuse gastrique , quand la
peau est le siége d'une active transpiration ; l'irritation primitive des organes digestifs , du foie ,
des organes génitaux , la conformation vicieuse
du thorax , toutes ces circonstances considérées
avec raison comme causes les plus ordinaires de
la pleurésie et de la bronchite , sont aussi celles
qui donnent lieu à la pneumonie et à la péripneumonie. Il y a cette différence que la bronchite est
plus souvent déterminée par le refroidissement
de la peau dans un temps humide ; la pleurésie ,
par le refroidissement de ce tissu quand il est en
transpiration dans un temps sec , froid ou chaud ;
la pneumonie , est le produit de ces deux causes ,
et de plus de toutes celles qui accélèrent le mouvement du poumon , qui le font se dilater et reve-

nir sur lui-même un grand nombre de fois dans un court espace de temps, relativement à son rhythme habituel; et de celles enfin qui retiennent le poumon dans un état de repos forcé, d'immobilité laborieuse ; ainsi une marche rapide, la déclamation, le chant, les cris, les boissons stimulantes, la respiration d'un air froid et vif, les efforts violens pendant lesquels les côtes et le diaphragme sont immobiles, la rétention forcée ou volontaire et prolongée de la respiration, sont autant de causes qui déterminent la péripneumonie, en obligeant le poumon à une action plus rapide ou plus prolongée.

En irritant les bronches ou en fatiguant les muscles inspirateurs, et en y appelant le sang, ainsi que dans les tissus voisins, ces causes produisent simultanément la bronchite, la pneumonie et la pleurésie, ce qui constitue la véritable péripneumonie d'après la définition que nous en avons donnée plus haut.

La péripneumonie est plus commune que la pleurésie et que la bronchite aiguës prises isolément par la grande tendance que ces inflammations ont pour se réunir et se confondre.

C'est en effet ce qui a lieu, parce que l'inflammation du parenchyme se joint presque toujours, à un degré plus ou moins avancé, à celle des bronches et à celle de la plèvre.

Les sujets prédisposés aux hémorrhagies, les femmes aux approches de la puberté, de leurs règles ou de l'âge critique , ou à la suite d'une suppression ou d'un retard des menstrues , les personnes chez lesquelles une hémorrhagie habituelle , périodique , hémorroïdale ou nasale , a cessé de se manifester , celles qui ont cessé subitement de se faire saigner comme elles en avaient l'habitude , enfin les sujets chez lesquels la poitrine est ample , mais le système lymphatique prédominant ou le thorax étroit et applati , et les individus sujets à de violens accès de colère , sont tous disposés à contracter la péripneumonie , pour peu qu'une condition occasionelle vienne à se manifester.

Symptômes. Le malade éprouve subitement , ou bien après un ou plusieurs jours de lassitude et d'affaiblissement , un frisson , un resserrement de poitrine , un sentiment vif de froid , une gêne de la respiration qui augmente progressivement , ensuite il se plaint d'un sentiment de pesanteur , de plénitude , d'anxiété , puis de douleur pongitive , large et profonde dans toute la poitrine ou dans un seul côté , et cette douleur augmente dans les mouvemens respiratoires , sans arrêter l'inspiration , comme celle qui se fait sentir dans la pleurésie , d'autres fois les deux douleurs sont confondues ; l'inspiration est courte , parce qu'elle augmente la gêne de la respiration ; le malade se couche-t-il sur le côté affecté , la respiration est très grande de l'autre côté ; se couche-t-il sur le côté non douloureux , il suffoque ; sur le dos , il éprouve moins de gêne et c'est la position que souvent il préfère. La partie du thorax correspondant aux tissus enflammés rend un son sourd , obscur ou tout-à-fait mat sous la percussion ; le pouls est fort plein et fréquent pour l'ordinaire , d'autres fois il est plein et mou , quelquefois petit et serré. La face est rouge parfois du côté affecté seulement , ou du moins plus que du côté opposé ; une sueur abondante et visqueuse couvre souvent le visage , le cou et la poitrine ; la langue est blanchâtre ; la soif est déterminée moins par le désir de la boisson elle-même , que par le besoin d'éprouver une sensation de froid qui contre-balance l'ardeur ressentie dans la poitrine. La parole est brève , l'haleine chaude. La peau est en général chaude et halitueuse , point âcre ni rapeuse au commencement , mais sèche , aride et rugueuse quand la maladie passe à l'état chronique. L'urine d'abord rare et rouge offre ensuite un sédiment blanc.

Durée. Terminaison le plus souvent mortelle avant le quatorzième ou le vingt et unième jour.

Le pronostic est en général grave ; une péripneumonie n'est pas une affection dont on puisse constamment triompher par un traitement énergique ; la maladie est souvent plus forte que le remède qu'on lui oppose.

L'étendue considérable de l'inflammation , une oppression très-grande , la difficulté d'expecto-

rer, des crachats rougeâtres, clairs et couverts
d'écume, sont autant de circonstances qui rendent le pronostic très-fâcheux.

On peut conserver un peu d'espoir, s'il survient une expectoration copieuse de matières
blanches, avec diminution de la douleur, un
changement favorable de la respiration, un pouls
plein et développé, un flux de ventre, une urine copieuse avec un sédiment d'abord rouge,
devenu blanchâtre avant le septième jour.

La péripneumonie peut se terminer par suppuration, celle-ci est annoncée par l'absence des signes d'une résolution bénigne, la prolongation
de la maladie avec un pouls mou et ondoyant.
Le commencement de la suppuration est indiqué
par des horripilations légères, vagues, la dyspnée
qui persiste avec rougeur des joues et des lèvres,
la soif; des paroxismes de fièvre hectique le soir.
Les caractères d'une suppuration formée, sont,
outre les signes précédens : une toux opiniâtre
et sèche qui augmente après le repas et l'exercice, un sentiment de pesanteur dans le côté
affecté, sur lequel le décubitus devient moins
gênant, tandis qu'il ne peut pas se faire sur le
côté sain, la continuation d'une fièvre modérée
au-delà du second septénaire ; sueurs nocturnes
surtout au front et à la partie supérieure de la
poitrine ; pâleur ou amaigrissement progressif,
débilité extrême, etc. L'abcès une fois formé,
peut suffoquer par son volume, ou s'évacuer par

la trachée artère , ou s'épancher dans une des cavités thoraciques , ou se déposer par une sorte de métastase , sur le cerveau , le foie , la rate , ou une autre partie.

La terminaison par la gangrène est presque toujours funeste , à moins qu'elle ne soit bornée à une très-faible étendue , dans lequel cas le malade peut vivre et languir encore quelque temps. Cette terminaison est marquée par une débilité extrême et subite , le froid des membres , une sputation ichozeuse , livide , noirâtre et fétide.

Traitement. La péripneumonie , consistant dans l'inflammation simultanée des trois tissus simples pulmonaires , ne réclame pas de traitement spécial : il s'agit de bien connaître la thérapeutique des trois premières classes , le catarrhe , la pneumonie , la pleurésie , et d'en faire l'application au cas présent : il faut en outre savoir modifier sa méthode curative , selon que les trois tissus sont également ou inégalement affectés. Il est rare de trouver deux péripneumonies offrant absolument les mêmes symptômes. Et cela est d'autant plus facile à comprendre , que chacune des trois maladies élémentaires , offre à l'œil observateur une multitude de nuances ; la péripneumonie doit , par cela même qu'elle consiste dans la réunion des trois maladies , présenter une infinité de cas impossibles à définir , mais qu'un peu d'habitude médicale saisit à l'instant. Ainsi le traitement variera selon que la maladie se présentera , avec excès d'inflammation des membranes muqueuses , ou avec excès d'inflammation du parenchyme , ou enfin avec excès d'inflammation des membranes séreuses. On pourrait pousser beaucoup plus loin , sans grande utilité , toutes ces divisions et subdivisions.

PHTHISIE PULMONAIRE TUBERCULEUSE.

Je place ici la phthisie pulmonaire tuberculeuse comme étant une variété de l'état chronique de la péripneumonie.

Cette affection est quelquefois bornée à l'un des poumons , le plus ordinairement elle les occupe tous les deux à la fois , mais en général à un degré différent. Elle est presque toujours plus considérable , et souvent même elle est bornée à leur sommet. Cette forme de la maladie est, dit-on , héréditaire : aucun âge n'en est à l'abri , mais la jeunesse y est plus exposée. Une constitution grêle , une poitrine étroite , un cou long , une grande facilité à contracter des rhumes , l'habitation dans un climat froid , dans une maison humide , sont autant de circonstances qu'on a rangées parmi les causes de la phthisie pulmonaire tuberculeuse.

Symptômes. Les premiers symptômes de cette maladie sont une toux sèche et une oppression légère; ailleurs , ceux d'un catarrhe pulmonaire;

il n'est pas rare de la voir débuter par une hémoptysie. Au bout d'un certain temps, il se joint
à ces symptômes des douleurs fixes ou mobiles,
constantes ou passagères dans divers points du
thorax, dans les côtés, et entre les épaules spécialement, une expectoration de crachats, clairs,
écumeux, dans lesquels on distingue çà et là de
petits grumeaux semblables à du riz bien crevé;
une diminution progressive de l'embonpoint et
des forces. Dans ce premier degré, il n'est pas
rare de voir les symptômes s'amender, et le malade paraître entrer en convalescence une ou plusieurs fois. Dans le deuxième degré, la fièvre
hectique commence; elle se montre d'abord par
intervalles, sous la forme d'accès vagues qui se
reproduisent après le repas principal, se dissipent
pendant la nuit, et laissent le malade, pendant
la plus grande partie du jour, dans un état complet d'apyrexie. A cette époque, la gêne de la
respiration est plus marquée, le timbre de la
voix est altéré, la toux est fréquente, les crachats
plus abondans et parsemés de stries opaques,
parallèles ; l'amaigrissement est manifeste, et
l'affaiblissement devient de jour en jour plus
considérable. L'insomnie, les efforts de vomissemens au moment de la toux, la soif, le
dévoiement qui alterne avec sueurs nocturnes
partielles, sont aussi des symptômes ordinaires
de la phthisie confirmée ou parvenue au second
degré.

Dans le dernier degré, la fièvre hectique est continue ; la toux est plus répétée, plus fréquente, l'expectoration est plus laborieuse, la gêne de la respiration plus considérable ; la proportion de matière opaque augmente graduellement dans les crachats qui, dans les derniers jours de l'existence, deviennent tout-à-fait purulens. La maigreur est portée au dernier point, la faiblesse oblige les malades de rester presque constamment au lit. Leur appétit est nul ou capricieux, le dévoiement est continuel, les matières fécales sont claires, quelquefois sanieuses, et d'une fétidité extrême ; il y a des sueurs froides et visqueuses, la plupart conservent jusqu'au dernier moment leurs facultés intellectuelles, et une fausse sécurité sur leur état.

Dans tout le cours de la maladie, la poitrine rend un son clair à la percussion, et ce mode d'exploration n'offre par conséquent qu'un signe négatif. L'auscultation fournit plusieurs signes positifs, surtout dans la dernière période de la maladie. A cette époque, l'oreille appliquée sur la poitrine, dans l'endroit qui correspond aux excavations tuberculeuses, distingue dans les mouvemens de la respiration un gargouillement remarquable ; et lorsque le malade parle, sa voix semble venir de la poitrine elle-même et non de la bouche : c'est à ce phénomène que M. Laennec a donné le nom de *Pectoriloquie*.

Durée. La durée de cette maladie est presque

toujours longue ; quelquefois cependant il ne s'est pas passé plus de six semaines et même de trente jours entre le développement des premiers symptômes et la mort des malades.

Les tubercules entraînent presque inévitablement la mort des individus qui en sont affectés. Quelques tubercules développés dans les poumons, ne sauraient, il est vrai, produire cet effet ; mais dans l'immense majorité des cas, le même, qui en a produit trois ou quatre, finit par en produire un nombre assez grand pour que la mort en soit le résultat. Ce n'est que dans un petit nombre de cas que la matière tuberculeuse étant versée dans les bronches et les parois de la cavité qui les contenait, venant à se rapprocher, la guérison a lieu.

Le diagnostic des tubercules pulmonaires est presque toujours obscur dès le principe : il cesse généralement de l'être à une époque plus avancée.

Traitement. Il varie à raison de la période où elle est parvenue.

Chez les sujets nés de parens phthisiques, chez ceux que leur constitution, leur facilité à contracter des rhumes, ou à cracher du sang semblent disposer à cette maladie, on doit mettre en usage les mêmes moyens hygiéniques et médicamenteux auxquels on a recours dans le traitement des scrophules, ou tubercules des glandes lymphatiques extérieures : l'équitation, le séjour à la campagne, l'attention à éviter toute fatigue des organes respiratoires , sont particulièrement utiles. On apporte tous les soins possibles pour prévenir chez eux le développement d'affections catarrhales et pour en arrêter promptement le cours lorsqu'elles surviennent. On combat de même par des moyens directs les signes de congestion sanguine , avec ou sans hémoptysie, qui peuvent se montrer chez eux. Un exutoire au bras est souvent utile à ceux chez lesquels des accidens variés se montrent successivement dans divers organes.

Ces mêmes moyens sont encore indiqués dans le premier degré de la maladie : on y associe communément les amers , et en particulier le lichen d'Islande. Quant aux tisanes aromatiques, aux infusions vulnéraires, à l'eau de goudron , aux vomitifs , aux vapeurs et aux pilules résineuses et balsamiques , aux eaux sulfureuses préconisées par quelques médecins , elles sont plutôt indiquées dans le catarrhe pulmonaire chronique que dans les tubercules.

Dans la phthisie confirmée , on doit se borner à éloigner tout ce qui pourrait accélérer la marche de la maladie , prescrire un régime qui soutienne le malade sans produire d'excitation , fixer en conséquence un choix d'alimens riches en principes nutritifs , mais en même temps doux et faciles à digérer ; tels que le lait , les bouillons de grenouilles , de tortue , de poulet , les œufs frais , les gelées végétales et animales.

On oppose aussi aux symptômes prédominans des moyens particuliers : on combat la toux par les boissons gommeuses , par les narcotiques ; le devoiement, par les tisanes de riz , de grande consoude , la décoction blanche , le diascordium , les décoctions astringentes ; les sueurs , par les infusions amères , le quinquina , par l'acétate de plomb en pilules ; les hémoptysies , par les saignées , les pédiluves sinapisés , etc. etc.

C'est ici le cas de parler du moxa , moyen actif, qui produit des effets merveilleux , lorsqu'il est appliqué par une main habile. Pour prévenir la formation des tubercules , ou leur trop grande multiplication , j'ai toujours recours , avec succès , à cet agent héroïque : je me sers toujours de phosphore , préférablement au coton , l'escarre est plus prompte , plus active , et le feu agit plus profondément ; ce moyen d'ailleurs est exempt des inconvéniens du coton. On entretient la suppuration au moyen de pois d'iris ou de pommade , etc.

I.re OBSERVATION.

CATARRHE SIMPLE.

Marguerite *** , âgée de vingt-quatre ans , cheveux noirs, peau blanche et fine , visage uniformément coloré d'un rouge clair et vif, taille médiocre , grèle , avait toujours été sujette aux catarrhes ; mais aucun n'avait autant résisté que celui pour lequel elle vint me consulter. Elle me raconte qu'étant en sueur , il y avait environ vingt jours , elle s'était refroidie en lavant du linge ; que dès-lors elle avait commencé à tousser ; que toute la poitrine était devenue douloureuse , la toux forte , et l'expectoration sanguinolente.

Elle fut traitée pendant un mois, par plusieurs vésicatoires sur la poitrine et des juleps pectoraux et anodins. Les symptômes étaient toujours les mêmes : ils consistaient dans une toux éclatante, râpeuse , douloureuse , presque continuelle pendant la nuit , avec une expectoration claire et visqueuse très-difficile , souvent teinte de sang. Le sommeil était rare , la peau presque toujours humide , le visage très-coloré , le pouls naturel, plutôt faible que fort. La malade était accablée et fatiguée. Un vésicatoire fut entretenu en suppuration pendant quelques jours , et je fis continuellement respirer à la malade un air chargé d'eau réduite en vapeur. Les boissons pectorales , gommeuses , émollientes et un régime végétal furent les seuls moyens internes employés.

Au bout de six jours , il y eut soulagement marqué. Elle toussait moins, mais les secousses de la toux étaient toujours très-douloureuses. Je fis appliquer un large cataplasme de riz sur la poitrine. La nuit suivante il n'y eut presque plus de toux ; l'irritation disparut. Dès-lors , deux ou trois secousses lui suffirent pour expectorer, et la mucosité devint épaisse et opaque.

L'appétit, qui était nul depuis dix-huit jours, se ranima. Je joignis un peu d'oximel à ses juleps, et de vin à ses alimens , que j'augmentai progressivement. Le vingtième jour elle fut complètement guérie.

II.me OBSERVATION.

CATARRHE CHRONIQUE.

Jean Chevalier , marinier à Condrieu , âgé de vingt-huit ans , d'une forte constitution , peau brune , cheveux châtains foncés , arriva de Provence , se disant malade depuis quinze jours. Il avait contracté en route , le 17 février 1826, une toux qui bientôt s'était trouvée compliquée de lassitude, douleur de reins et des membres, d'anorexie et d'une petite fièvre accompagnée de frissons presque continuels. Accablé de fatigue , il se reposa quelques heures sur la route près de

Valence ; saisi par le froid , il ne put que diffi-
cilement et pédestrement continuer sa route. Ce
ne fut qu'au mois de mars que je le vis pour la
première fois.

L'immobilité où il était resté plusieurs heures
sur la route , avait considérablement augmenté
son catarrhe , et avait allumé une forte fièvre ,
qui ne le quitta pas jusqu'à Condrieu , qu'il ne
put atteindre qu'après une marche précipitée
et au-dessus de ses forces ; pendant huit jours
Jean Chevalier fut dans un état presque déses-
péré , en proie à une fièvre vive , avec pouls
fréquent , fort , développé ; chaleur , peau humide , toux continuelle , expectoration opaque ,
épaisse et très-abondante. La parole devint rauque et pénible , les joues s'excavèrent, la dyspnée
s'exaspéra les jours suivans , au point que le malade était obligé , pour exécuter la respiration,
de se tenir assis sur son lit , le cou tendu , et
tout le tronc en contraction ; il s'exténuait rapi-
dement , et quand le trentième jour la fièvre s'é-
teignit , je crus qu'il allait entrer en agonie. Mais
tout à coup la maladie prit l'aspect du catarrhe
chronique , il se trouva d'une faiblesse extrême , décoloré , crachant beaucoup et ayant un
léger râle ; sa face et ses extrémités s'infiltrèrent.
Les boissons émollientes furent continuées , deux
vésicatoires qu'il avait aux cuisses furent entretenus , le repos et le silence furent observés , et une
guérison assurée vint couronner mes efforts après
deux mois de traitement.

III.ᵐᵉ OBSERVATION.

PNEUMONIE AIGUE.

Kreutzer, ouvrier tailleur d'habits, âgé de vingt-six ans, châtain, grand, mince, poitrine un peu resserrée, était alité depuis trois jours lorsque je commençai à lui donner des soins, le 24 octobre 1829. J'observai d'abord une toux fréquente, une expectoration nulle ou peu abondante, une respiration agitée et laborieuse, les pommettes rouges, et d'une rougeur régulièrement circonscrite. La fièvre était vive, la douleur âcre et forte, le pouls dur et fréquent. Je lui pratiquai de suite une saignée de huit onces, que je réitérai le lendemain matin ; je le tins à une diète rigoureuse pendant huit jours, ne lui accordant qu'un léger bouillon gras toutes les vingt-quatre heures ; pour toute boisson j'alternais l'infusion de violette, et la décoction d'orge perlé. Le pouls continuant à être dur, la poitrine lourde, je pratiquai le cinquième jour une troisième saignée de douze onces ; j'eus de même recours à l'apozème stibié, qui procura quelques selles, quelques envies de vomir et d'abondantes sueurs. Le dixième jour, les crachats prirent une couleur opaque, l'appétit se fit sentir. J'ai cessé de voir le malade, le douzième jour, il était parfaitement rétabli. Le vingtième jour (en comptant du jour de ma première visite), il s'est livré de nouveau à ses occupations habituelles. Je ne l'ai plus revu depuis.

IVme OBSERVATION.

PNEUMONIE CHRONIQUE.

Françoise *** , domestique , âgée de vingt-huit ans , structure grèle, stature petite, teint brun , peau jaune et huileuse, avait passé un mois dans l'hôpital de Mâcon, en 1828 , pour une affection de poitrine qu'elle disait avoir contractée par accident. La dyspnée, la chaleur interne de la poitrine, la fièvre, la toux avaient été combattues pendant tout ce temps , par les tisanes adoucissantes et par des vésicatoires ; se trouvant légèrement mieux après un mois de traitement et craignant qu'on ne la fît mourir de faim (telles étaient ses expressions), elle sortit de l'hôpital, et se dirigea sur Lyon, pour trouver de l'emploi; elle passa tout l'hiver de 1828 à 1829, se plaignant tous les matins d'une forte toux qui l'incommodait beaucoup, et d'une chaleur âcre et mordicante qui lui ôtait toutes ses forces : au mois d'avril elle vint me consulter pour la première fois , elle était d'une maigreur hideuse , elle toussait presque à chaque instant , sans expectorer. Une douleur sourde et gravative occupait toute la poitrine. Je lui prescrivis deux sétons, un de chaque côté du thorax ; la tisane d'orge perlé coupée avec du lait, et une potion fortement stibiée ; pour l'engager à suivre exactement mes prescriptions , je lui fis part de toutes mes craintes sur son état ,

je lui annonçai qu'elle était perdue sans ressour-
ce , si elle ne suivait pas scrupuleusement mes
conseils. Dissuadée , par quelque commère , elle
se livre entre les mains d'un autre médecin , qui
se contenta des prescriptions bannales , de lichen ,
de kermès , de sirops béchiques , etc., et de bons
bouillons : après trois mois d'un pareil traitement, cette Françoise *** n'était qu'une ombre
ambulante. Elle vint de nouveau me consulter ,
décidée pour le coup , à se soumettre en aveugle
à mes ordonnances ; quoique dans une position
presque désespérée , deux larges sétons furent
posés sur les parties latérales de la poitrine', immédiatement sous les seins ; la potion stibiée fut
administrée à haute dose (six grains d'émétique
par jour , dans six onces d'eau distillée) , des
frictions sèches avec une brosse , sur les deux bras
jusqu'à rubéfaction ; tisane lactée ; les forces
sont revenues peu à peu , la gêne , la pesanteur de
la poitrine ont disparu , la toux a diminué de jour
en jour , et aujourd'hui elle jouit d'une santé qui
fait envie. Elle a été soumise à l'usage du tartre
émétique pendant deux mois , son usage n'a été
suspendu que trois ou quatre fois pendant vingt-
quatre ou trente-six heures , lorsqu'elle était trop
fatiguée. Les sétons ont été entretenus pendant
huit mois.

Vme OBSERVATION.

PLEURÉSIE AIGUE.

M. M*** , magistrat, près d'une cour royale de premier ordre , se sentit saisi, au retour d'une chasse pénible , d'une fièvre aiguë , avec douleur pongitive au côté droit de la poitrine. Il fut traité , par les mucilagineux , les juleps adoucissans et les vésicatoires appliqués sur la partie souffrante. Après vingt jours de traitement , il conservait encore une douleur de côté , qui l'empêcha pendant deux mois , de reprendre ses fonctions habituelles. Invité par plusieurs de ses collègues à une nouvelle partie de chasse , espérant selon les conseils de ces officieux amis, *que le mal se passerait comme il était venu ;* il se décide à les suivre. Il fatigua beaucoup toute la journée, et ne s'aperçut pas de son point douloureux. Rentré chez lui , un frisson violent se fait sentir immédiatement après son souper ; au froid, succéda une chaleur âcre et intense , qui dura toute la nuit ; la face est rouge , les yeux injectés et brillans , la respiration courte ; le point douloureux envahit tout le côté droit ; une douleur aiguë et circonscrite ne se fait distinctement apercevoir que par une forte inspiration. Appelé auprès du malade , je m'empresse de le faire vomir ; plus tard , je lui applique vingt-quatre sangsues sur le thorax , j'ordonne une potion légèrement opia-

,cée , des tisanes adoucissantes et gommeuses. Le lendemain matin, calme presque parfait, avec léger mouvement fébrile ; le soir , exacerbation , réapparition du point douloureux ; nouvelle application de sangsues ; nuit tranquille ; calme dans la journée. Le soir , léger ressentiment du point douloureux , cataplasme de riz saupoudré de safran. Cinquième jour , santé parfaite. Huitième jour , sortie du malade , nouvelle apparition du point douloureux ; prescription d'un vésicatoire sur la poitrine , entretenu pendant huit jours avec la pommade épispastique ; tisanes nitrées. Depuis M. M*** jouit d'une santé robuste et ne s'est plus aperçu de son point pleurétique.

VI.me OBSERVATION.

PLEURÉSIE CHRONIQUE.

M.me ***, âgée de 27 ans, veuve d'un médecin distingué , d'un tempérament bilioso-mélancolique , d'une taille haute , d'une poitrine bien développée , et d'une éducation supérieure , se plaignait depuis trois mois d'un point douloureux latéral , qu'elle avait gagné à la sortie du spectacle. J'observai de la toux avec un visage rouge aux pommettes, et une douleur fixe au côté droit, répondant aux trois dernières fausses côtes. Il y avait aussi diarrhée , et la fièvre était vive.

Des vésicatoires, comme rubéfians , furent appliqués sur différens point du thorax, toujours le plus près possible du lieu douloureux ; je soumis la malade aux boissons mucilagineuses et aux juleps pectoraux, etc. Au bout de quelques jours, la fièvre se calma, la diarrhée diminua ; mais la toux resta la même, et le point de côté, quoique moins importun, ne se dissipa point.

En même temps que l'état aigu se calmait, l'appétit renaissait. Croyant que la principale indication était de remonter les forces, et cédant aux désirs de Madame, j'accordai des alimens un peu plus succulens, et je permis du vin. La toux s'exaspéra et menaça de récidiver ; le pouls et la chaleur s'élevèrent.

Diminution des alimens, retour aux mucilagineux.

En deux jours le calme fut rétabli. Madame reprenait chaque jour de nouvelles forces et pouvait se promener dehors, sans être fortement incommodée, lorsque, surprise par la pluie, elle ne put rentrer chez elle que les pieds humides ; le point douloureux reparaît plus fort que jamais, le peu de forces qu'elle avait recupéré, fut dissipé par cette exaspération ; elle ne pouvait plus se tenir debout, tout son corps devenait d'une maigreur effrayante. Je supprimai complètement les alimens ; je donnai de l'opium tous les soirs, il était devenu si nécessaire, que sans cela la malade n'avait plus de sommeil à espérer.

Deux mois après la diarrhée reparut, et je

m'aperçus d'une disposition à l'œdème. Je manifestai des craintes, j'avouai que la maladie était sérieuse, et que dans les grands maux il fallait avoir recours aux grands remèdes. J'eus le bonheur d'être cru ; j'appliquai trois moxas avec le phosphore, sur le côté de la poitrine ; je fis précéder l'emploi du phosphore par un large cataplasme de moutarde pour rubéfier toute la peau ; après la chute de l'escarre, je fis mettre trois pois pendant deux mois environ dans la plaie ; je faisais oindre chaque pois avec la pommade d'Authenrieth, de temps à autre dans le jour j'administrai quelque sirop adoucissant. Je dois avouer que je me permis aussi de prescrire le tartre stibié, à la dose de deux grains chaque fois, dans une cuillerée d'eau sucrée : l'agitation était extrême pendant une heure ou deux, mais bientôt succédait à notre grande satisfaction un mieux appréciable. Je redoutai ce moyen comme pouvant compliquer la maladie d'une gastrite. Je suis revenu de mon erreur, je l'administre aujourd'hui sans crainte ; je n'ai pas ouï dire que cet agent ait jamais produit ce qu'on redoutait tant autrefois, des inflammations de l'estomac et des intestins.

Après huit mois de traitement et de persévérance, Madame a recouvré une santé brillante ; elle s'est remariée depuis, elle est aujourd'hui mère, rayonnante de fraîcheur.

Je ne rapporterai pas un plus grand nombre

d'exemples , ce serait grossir inutilement mon ouvrage , et peut-être d'une manière ennuyeuse pour mes lecteurs , le peu que j'ai cité doit suffire. S'il fallait d'ailleurs présenter un exemple pour chaque cas possible , deux et trois volumes ne suffiraient pas : j'ai présenté le traitement général qu'il convient de suivre , c'est au médecin instruit à le modifier selon les occurrences.

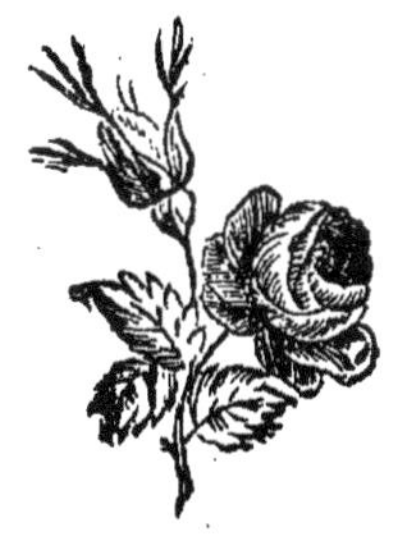

DE

LA PHARMACOLOGIE

APPLIQUÉE SPÉCIALEMENT A L'APPAREIL PULMONAIRE ,
DANS LE BUT DE MODIFIER LES PROPRIÉTÉS VITALES
QUI PRÉSIDENT A SES FONCTIONS.

1.re CLASSE. — TONIQUES.

Ils ont la faculté d'exciter lentement l'action
organique des divers systèmes de l'économie ani-
male. Ceux qu'on emploie pour tonifier l'appareil
pulmonaire sont la grande gentiane , le houblon ,
l'absinthe , la camomille , le ratanhia , la grenade ,
les roses rouges , les feuilles de ronce , le cachou ,
la gomme kino , les coings , le cynorrhodon , le
sulfate de zinc , le sulfate de quinine , le fer et
ses préparations , l'acétate de plomb , le quinquina gris ou de loxa , le quinquina rouge , les
fleurs d'arnica montana , etc.

2.e CLASSE. — STIMULANS.

Comme les toniques , ils excitent l'action organique : ils agissent d'une manière plus prompte
et moins durable. Ordinairement remarquables

par une odeur forte et pénétrante, une saveur chaude et âcre, on les divise en stimulans généraux et stimulans spéciaux.

Stimulans généraux.

Les vins spiritueux, l'alcohol, les éthers, les huiles essentielles, le camphre, l'acide benzoïque, la cannelle, l'écorce de winter, la serpentaire de Virginie, les fleurs et les feuilles d'oranger, l'écorce d'orange, l'anis étoilé, la valériane, le café, la vanille, la rue, la sabine, la scille, le safran, le thé, la menthe poivrée, la mélisse, l'hysope, la camomille romaine, la tanaisie, le benjoin, le baume du Pérou, le baume de Tolu, l'assa-fœtida, la gomme ammoniaque, le galbanum, le goudron, le musc, le castoréum, l'ambre gris, etc., etc.

Stimulans spéciaux diaphorétiques.

Bourrache, bardane, thé, fleurs de sureau, et en général toutes les infusions aromatiques chaudes. L'ammoniaque, le soufre, le deutoxyde d'antimoine ou antimoine diaphorétique.

Diurétiques.

Le vin blanc, la scille, la digitale pourprée, l'extrait d'aconit, la pariétaire, le nitrate de potasse, le carbonate de potasse, l'acétate de potasse, etc.

Expectorans.

La scille , les baumes du Pérou , de Tolu , le benjoin , les térébenthines , le kermès , le lierre terrestre , le polygale de Virginie , l'ipécacuanha à petite dose , le tartre émétique , etc.

3.e CLASSE. — IRRITANS.

Ils déterminent une irritation plus ou moins vive, dans les tissus sur lesquels on les applique, d'où résultent tantôt la simple rubéfaction de la peau , tantôt le soulèvement de l'épiderme et la formation d'ampoules , tantôt enfin , l'ustion , la destruction de la partie : de là leur distinction en *rubéfians* , *vésicans* et *cautérisans*.

1.er DEGRÉ. — *Rubéfians.*

Frictions sèches, vinaigre , alcohol, moutarde, verveine.

2.e DEGRÉ. — *Vésicans.*

Cantharides, eau bouillante , écorce de garou , ammoniaque , acide acétique concentré.

3.e DEGRÉ. — *Cautérisans.*

Alcalis caustiques, tels que la potasse , la soude, le nitrate d'argent fondu , ou pierre infernale , le fer rougi au feu , moxa avec le coton , le phosphore , le linge imbibé d'alcohol.

4.ᵉ CLASSE. — ATONIQUES.

Ils diminuent la force, l'action naturelle des organes, ou les ramènent à leur état naturel quand cette action a été morbifiquement augmentée. On les distingue en *rafraîchissans*, *émolliens* et *mucilagineux*.

1.° *Rafraîchissans.*

Ce sont les acides minéraux et végétaux étendus d'eau, le suc de citron, d'orange, de grosseilles, l'acide acétique, tartarique, sulfurique.

2.° *Émolliens.*

Orge mondé, riz, gruau d'avoine, amandes douces, cacao, fleurs de violettes, capillaire de Montpellier et du Canada, fleurs de bouillon blanc, choux rouges, lichen d'Islande, sucre, miel, racine de réglisse, dattes, figues, raisins secs, jujubes, lait de vache, de chèvre, etc.

3.° *Mucilagineux.*

Gomme arabique, adragant, guimauve, mauve, graine de lin, salep, sagou, tapioka, tussilage, racine de grande consoude, grenouilles, limaçons.

5.ᵉ CLASSE. — NARCOTIQUES.

Médicamens qui ont la propriété de calmer, d'assoupir, de stupéfier l'action du cerveau et du système nerveux en général.

L'opium, la ciguë, la jusquiame, la belladone, les têtes de pavot, l'acide hydrocyanique.

6.ᵉ CLASSE. — ÉVACUANS.

On appelle ainsi les médicamens qui déterminent une évacuation par un émonctoire quelconque.

1.º *Purgatif.*

La rhubarbe, le jalap, le séné, les pruneaux, la manne, la scamonée, la gomme-gutte, l'aloès, l'huile de ricin, les fleurs de pécher, les sels neutres, le sulfate de potasse, de soude, de magnésie, le tartrate de potasse et de soude.

2.º *Émétiques.*

Ipécacuanha, tartrate antimonié de potasse, le kermès minéral.

7.ᵉ CLASSE. — ANTHELMINTIQUES.

Les vers, dans le tube intestinal, occasionnent quelquefois des toux sèches qui simulent diverses maladies pulmonaires. On emploie alors les purgatifs, la racine de fougère mâle, celle de grenadier, la mousse de Corse, la sementine, la cévadille, la coloquinte, l'ail, l'étain et ses préparations, etc.

Je n'ai cité, comme on a dû l'apercevoir, que les principaux médicamens, ceux dont on se sert spécialement dans les maladies du système pulmonaire.

TISANES.

On appelle tisanes des boissons qui ne contiennent qu'une petite quantité de médicamens en dissolution. Il faut les faire légères et le moins désagréables possibles, afin de ne point dégoûter les malades qui doivent en faire usage souvent. On a coutume de les édulcorer avec du sucre, du miel, ou des sirops, suivant l'exigence des cas, ou le goût des malades. La plupart se font avec des infusions ou des décoctions. Elles servent quelquefois d'excipient à des substances plus actives. On peut les passer pour les rendre plus pures.

Tisane d'orge.

℞. Orge mondé, lavée à l'eau froide, une demi-once ; faites la cuire dans

Eau commune, deux livres, jusqu'à ce qu'elle soit bien ramollie ; passez ensuite : ajoutez

Sirop de guimauve ou de capillaire, une once.

On prépare de même la tisane de riz.

Tisane de fleurs béchiques ou pectorales.

℞. Espèces de fleurs béchiques, deux gros ; versez dessus

Eau commune bouillante, deux livres ; faites infuser pendant un quart d'heure, ensuite passez et ajoutez à la colature

Sirop de guimauve, de capillaire ou de bourrache, une once.

Préparez de la même manière les tisanes de fleurs de sureau , de tilleul, de camomille romaine , de thé , de fleurs de violettes , et en général de toutes les substances aromatiques.

Tisane excitante.

℞. Canelle concassée , un gros.
    Racine d'angélique , deux onces ; faites bouil-
        lir pendant une demi-heure dans
    Eau commune , deux livres ; passez et ajoutez
    Sucre , deux onces.
Cette boisson est diaphorétique , et convient dans la pleurésie.

Tisane pectorale.

℞. Dattes ,
    Jujubes ,   } de chaque une once.
    Raisins de Corinthe ,
    Faites bouillir pendant une demi-heure dans
    Eau , deux livres.
Passez et ajoutez
    Sirop de gomme , deux onces.
Cette tisane est très-adoucissante.

APOZÈMES.

Les apozèmes sont de véritables tisanes , mais plus chargées de principes médicamenteux.

Apozème purgatif , vulgairement appelé tisane royale.

℞. Feuilles de séné mondées , une demi-once.
Sulfate de soude , une demi-once.
Semences d'anis , un gros.
Id. de coriandre , un gros.
Feuilles de cerfeuil hachées , une demi-once.
Id de pimprenelle , une demi-once.
Eau froide , deux livres.
Citron coupé par tranches , n.º 1.
Faites macérer pendant 24 heures , en remuant de temps en temps , puis passez en exprimant un peu, et filtrez.

Cette boisson , assez agréable , purge très-bien. On la prend par verrées , lorsque dans le courant d'une affection pulmonaire , il survient quelqu'embarras intestinal.

Apozème stibié.

℞. Tartre stibié , douze grains.
Eau distillée , douze onces.
Eau de fleurs d'oranger , une once.
Sirop de capillaire , deux onces.

Cette boisson s'administre dans la pneumonie

et la péripneumonie, selon la méthode de Razori. La dose de l'émétique peut être augmentée ou diminuée suivant la maladie.

Décoction blanche.

℞. Mie de pain blanc, deux onces.

Corne de cerf calcinée et porphyrisée, 2 gros.

Sucre blanc, une once.

Mêlez le tout dans un mortier de marbre ; faites bouillir pendant une demi-heure dans un litre d'eau ; passez à travers une étamine très-claire, avec expression, et ajoutez :

Eau de fleurs d'oranger, demi-once.

Cette boisson doit être prise par demi-verrée, d'heure en heure ; il faut la remuer et la boire trouble. Elle est très-employée contre la diarrhée qui survient dans le cours de la phthisie pulmonaire.

Apozème amer.

℞. Racine de gentiane coupée par tranches, un gros.

Faites bouillir pendant une demi-heure dans un litre d'eau commune ; ajoutez :

Espèces amères, deux onces.

Laissez infuser pendant deux heures, et passez sans expression. A prendre d'heure en heure, par demi-verrée. Cette boisson est tonique et s'emploie à la fin des maladies pulmonaires, lorsqu'il y a débilité, anorexie (perte de l'appétit), etc.

POTIONS.

Les potions sont des mélanges d'eau distillée, d'infusions, de décoctions , d'extraits , auxquels on ajoute en général une petite quantité de sirop.

Potion propre à favoriser l'expectoration.

℞. Gomme ammoniaque en poudre , dix grains.
  Oxymel scillitique , une once.

Mélangez exactement ces deux substances , puis ajoutez

Infusion d'hysope , quatre onces.

A prendre par cuillerée. On donne cette potion dans les catarrhes pulmonaires chroniques , ou vers la fin du catarrhe pulmonaire aigu.

Autre.

℞. Infusion de polygala , trois onces.
  Oxymel scillitique , une once.

A prendre par cuillerée.

Potion pectorale avec l'acide prussique.

℞. Infusion de lierre terrestre , trois onces.
  Acide prussique médicinal , douze à quinze
    gouttes.
  Sirop de guimauve , une once.

A prendre par cuillerée à bouche , de trois heures en trois heures , dans la phthisie pulmo-naire , les toux spasmodiques , l'asthme.

Potion avec la gomme ammoniaque, vulgaire-
ment lait ammoniacal.

℞. Gomme ammoniaque, vingt grains.
 Oxymel scillitique, deux onces.
 Eau de Pouliot, six onces.
  Id. de menthe poivrée, quatre gros.

Broyez la gomme ammoniaque dans l'oxymel; ajoutez l'eau de Pouliot et de menthe.

Cette potion, que l'on prend par cuillerée dans la journée, est employée dans les catarrhes pulmonaires chroniques, lorsque l'irritation a tout-à-fait disparu, et que l'on veut ranimer l'action de la membrane muqueuse.

Potion dite expectorante.

℞. Eau de lierre terrestre, quatre onces.
 Teinture scillitique, un gros.
 Extrait de polygala de Virginie, vingt grains.
 Sirop de Tolu, une once.

A prendre par cuillerée d'heure en heure, dans la pneumonie et le catarrhe chronique.

Potion calmante.

℞. Eau distillée de laitue, }
  Id.   de pourpier, } de chaque, 2 onces.
 Sirop de fleur d'oranger, une once.
 Laudanum liquide, vingt gouttes.

A prendre, par cuillerée à bouche, dans les irritations pulmonaires, lorsque le malade a besoin de repos.

Autre.

℞. Eau de laitue,
Eau de coquelicot, } de chaque, 2 onces.
Eau de fleurs d'oranger, deux gros.
Sirop d'œillets, une once.
A prendre comme la précédente.

Autre.

℞. Eau de plantain, quatre onces.
Eau de laurier-cerise, une once.
Sirop de nymphéa, une once.
A prendre comme la précédente.

JULEPS.

Les juleps sont des médicamens ordinairement d'un goût agréable, et auxquels une plus grande quantité de sirop que dans la potion donne une consistance visqueuse et oléagineuse.

Julep pectoral.

℞. Infusion pectorale, quatre onces.
Gomme arabique en poudre, demi-gros.
Sirop de guimauve, une once.
A prendre en trois ou quatre fois.

Julep kermétisé.

℞. Gomme adragant en poudre, dix grains.
Kermès minéral, deux grains.
Triturez ensemble, et ajoutez, peu à peu,
Sirop de Guimauve, une once.
Infusion d'hysope, quatre onces.
A prendre par cuillerée.
Ce julep est expectorant.

LOOCHS.

Ce mot est employé pour désigner un médicament magistral, dont la consistance tient le milieu entre celle du sirop et de l'électuaire, et doit être attribué à la gomme et aux principes huileux qui entrent dans sa composition, dont la saveur est en général douce et sucrée, et que l'on administre par cuillerées dans les maladies des poumons, de la trachée-artère et du larynx. On faisait autrefois sucer ce médicament au bout d'un bâton de racine de réglisse, effilée en pinceau ; de-là, le nom de linctus, sous lequel il était connu, et qui est dérivé *lingere*, lécher.

La plupart des loochs sont adoucissans : néanmoins on les rend quelquefois toniques en y ajoutant des remèdes plus ou moins actifs.

Looch blanc. Looch amigdalin. Looch pectoral.

℞. Amandes douces, n.° 12.

    Id.   amères, n.° 2.

Sucre blanc, demi-once.

Écrasez les amandes et le sucre dans un mortier de marbre et avec un pilon de bois ; ajoutez petit à petit, de manière à former émulsion :

Eau commune, quatre onces.

Passez. D'un autre côté, prenez

Gomme adragant pulvérisée, quinze grains.

Huile d'amandes douces, demi-once.

Sucre blanc, deux gros.

Mêlez le tout dans un mortier, en ajoutant, petit à petit, l'émulsion, et aromatisez avec

Eau de fleurs d'oranger, deux gros.

Ce looch convient dans les affections aiguës et chroniques pulmonaires.

Looch pectoral, vulgairement crême de Tronchin.

℞. Beurre de cacao, deux onces.
Sucre blanc, demi-once.
Sirop de Tolu,
Id. de capillaire, } de chaque, un once.
Mêlez.

On prend ce looch par cuillerée à café dans les toux sèches et opiniâtres.

Looch pectoral ou *marmelade de Zanetti.*

℞. Manne en larmes, deux onces.
Sirop de guimauve, demi-once.
Casse cuite,
Huile d'amandes douces, } de chaque, 1 once.
Beurre de cacao, six gros.
Eau de fleurs d'oranger, demi-once.
Kermès minéral, quatre grains.

Cette préparation s'administre à la dose de quelques cuillerées à café dans les catarrhes pulmonaires chroniques.

Je ne parle pas du chlore, ses avantages ne sont rien moins que douteux.

FIN.

9 782019 664121